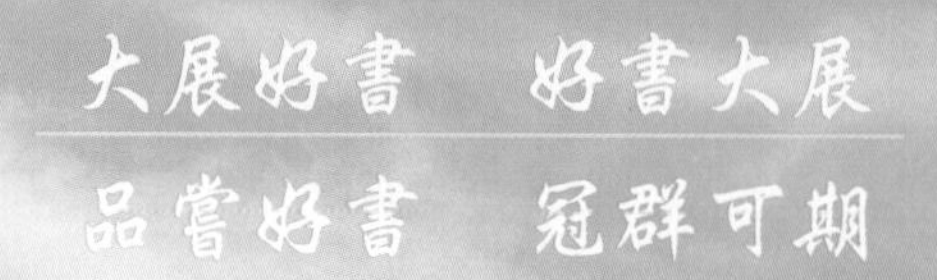
大展好書　好書大展
品嘗好書　冠群可期

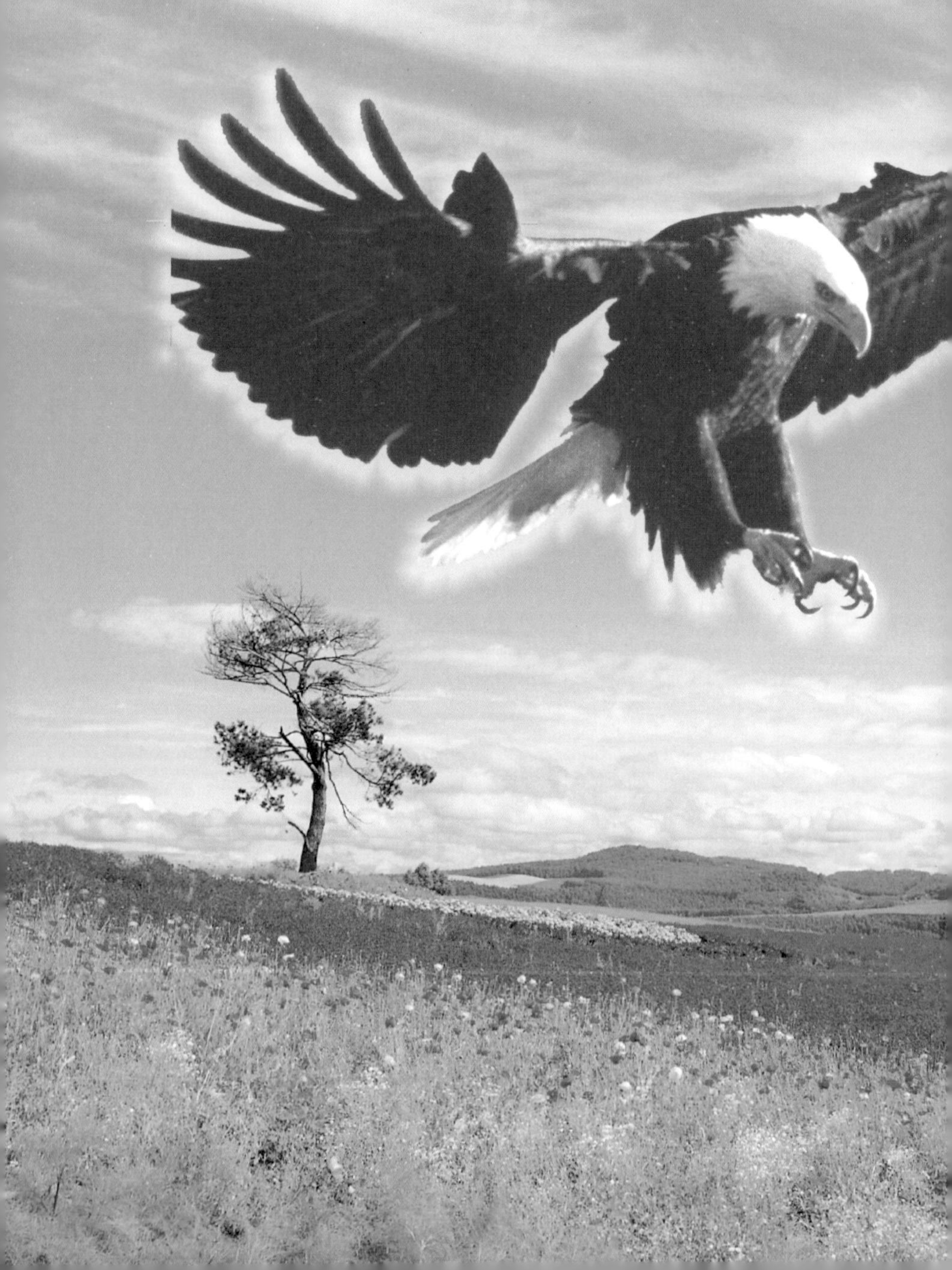

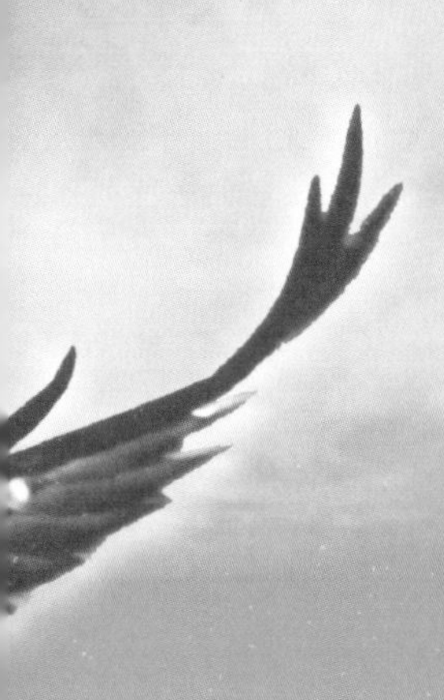

大展好書　好書大展

品嘗好書　冠群可期

導引養生功 3

# 頤身九段錦

附教學光碟

張廣德◎著

大展出版社有限公司

國家圖書館出版品預行編目資料

頤身九段錦／張廣德　著
－初版－台北市：大展，2005【民94】
面；21公分－（導引養生功；3）
ISBN 957-468-364-8（平裝：附影音光碟）
1.氣功
411.12　　93024846

北京體育大學出版社・北京體育大學音像出版社
授權中文繁體字版



# 頤身九段錦

ISBN 957-468-364-8

著　　者／張廣德
發 行 人／蔡森明
出 版 者／大展出版社有限公司
社　　址／台北市北投區（石牌）致遠一路 2 段 12 巷 1 號
電　　話／(02)28236031・28236033・28233123
傳　　真／(02)28272069
郵政劃撥／01669551
網　　址／www.dah-jaan.com.tw
E-MAIL／service@dah-jaan.com.tw
登 記 證／局版台業字第 2171 號
承 印 者／弼聖彩色印刷有限公司
裝　　訂／建鑫印刷裝訂有限公司
排 版 者／ERIC視覺藝術
初版 1 刷／2005 年（民94年）3 月

定價 350 元

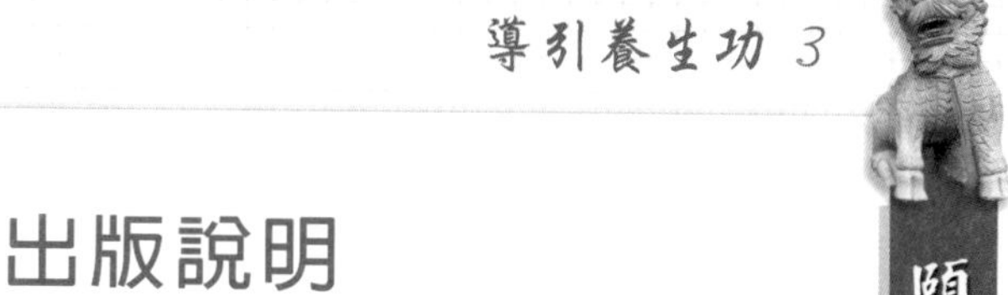



# 出版說明

導引養生功是透過意識的運用、呼吸的控制和形體的調整，使身心健康優化的自我經絡鍛鍊方法。它是以人體各系統發病的病因、病理為依據，以中國醫學的整體觀念、陰陽五行、臟腑經絡、氣血理論和現代醫學有關理論為指導，把導引和養生、肢體鍛鍊和精神修養融為一體的經絡導引術，是人們通往身心健康、延年益壽的一門綜合性新學科。

導引養生功的關鍵技術是辯證施治，其創新點是對症練功，概括起來，具有五個大特點，即「五性」和「五結合」：① 功醫結合，對症施功，功到病除，具有針對性；② 中西的結合，醫理科學，辯證論治，具有哲理性；③ 練養結合，尤重養生，修身養性，具有全面性；④ 動靜結合，三調一體，形神共養，具有整體性；⑤ 神藝結合，動作優美，語言形象，音樂高雅，具有藝術性。被譽為武術運動的一個新發展，武術的金項鏈。

30 年來的推廣實踐和臨床應用均證明，人們無病時可用於預防，有病時可用於治療，病後又可用於康復。其術之簡易，其用之宏大，得到專家、學者的充分肯定和中國政府的正式承認，於 1992 年榮獲國家體育科學技術進步獎。

目前，《導引養生功》已經被翻譯為英、日、韓、意、德、法等六國文字出版，受到了國內外廣大朋友們的熱烈歡迎。

由於購買者頗多，為了滿足廣大導引養生功愛好者的需求，我社決定對張廣德先生所創《導引養生功》功法分卷修訂，與完整的教學光碟配套，重新出版。該書圖文並茂，彩色製版，圖像清晰，易學易練，很便於大家學習。

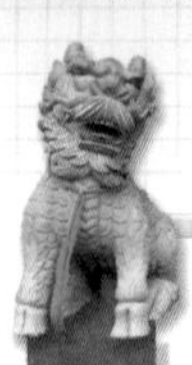



# 作者簡介

張廣德，男，字飛宇，號鶴齡燕人，1932 年 3 月生，河北省唐山人，教授，中華武林百傑，中國武術八段。

第一代武術研究生，曾任北京體育大學導引養生學研究室主任，中國高等教育學會導引養生學專業委員會會長，現任北京體育大學導引養生中心名譽主任。

1959 ～1963 年，先後畢業於北京體育學院（現北京體育大學）本科和研究生部。畢業後留校任教及從事科研工作。

40 多年來，在武術教學中，張教授以「摸規律、抓特點」為治學之本，培養了一批著名的武術人才；在研創養生太極體系中，以易學的哲理及中國醫學中的經絡學說、陰陽五行學說和氣血理論為指導，取得強身健體、防治一些慢性疾病的顯著效果；在創編導引養生功體系中，以系統性、科學性、實效性、藝術性和廣泛適用性等「五性」為宗旨，以易、醫、功、藝、美、樂「六位一體」為核心，筆觸嚴謹，銳意創新，得到了專家承認。在傳授養生太極和導引養生功時，以真心、熱心、耐心「三心」為原則，受到了群衆的熱烈歡迎。目前，該功已推廣到五大洲，據不完全統計，以導引養生功為媒介，有 60 多個國家和地區與我校有著密切交往。

張教授所創編的導引養生功，1992 年榮獲國家體育科學技術進步獎；1993 年張教授榮獲國務院頒發的「為高等教育事業做出突出貢獻」榮譽證書，並享有專家特殊津貼待遇；1996 年導引養生功首批被列為國家全民健身計劃推廣項目；1999 年國家體育總局又授予他體育科技榮譽獎；2002 年史康成校長代表北京體育大學再次授予他「在導引養生功的創編和推廣工作中作出了重要貢獻」的獎牌和證書等。

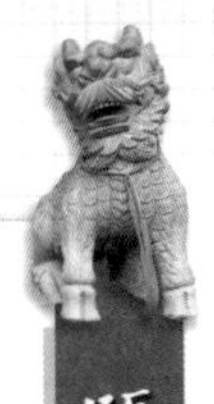



張教授在教研之餘有著書共 19 卷：《自律調節養生術》、《導引養生功．功法卷（上）》、《導引養生功．功法卷（下）》、《導引養生功．功理卷》、《導引養生功．養生卷》、《導引養生功．答疑卷》、《養生太極掌（1）》、《養生太極掌（2）》、《養生太極掌（3）》、《養生太極劍（短袍）》、《導引養生．形體詩韻》、《十四經脈圖解》、《導引養生功圖解》、《兒童意念健身功》、《擒拿百則》、《武術入門》、《導引養生功標準教程．基礎篇》、《導引養生功標準教程．強心篇》、《導引養生功—學校教材》等約 400 多萬字，發表導引養生功和武術、太極拳論文 20 餘篇。其中，多篇論著分別榮獲北京體育大學學術研討會、全國武術學會論文報告會、中國體育科學大會及亞洲體育科學討論會一等獎、二等獎和優秀獎。

張教授曾多次遠赴日本、法國、德國、澳大利亞、新加坡、荷蘭、比利時、奧地利、英國、葡萄牙、西班牙、義大利、美國等 10 多個國家講學，為弘揚中國養生文化，促進國際間友好往來和中西方文化交流做出了很大的貢獻。

張教授現雖已退休，但他退而未休，除了繼續在國內外普及、傳播中國養生文化外，還精心撰寫著「養生太極體系」中的《養生太極劍（長袍）》、《養生太極操》、《養生太極扇》、《養生太極刀》和導引養生功標準教程「益肺篇」、「補脾篇」、「固腎篇」等養生專著。

「欲明人者先自明」，是張教授教書生涯中崇尚的名言；「不爭春榮，笑迎秋霜」是他的人生追求。

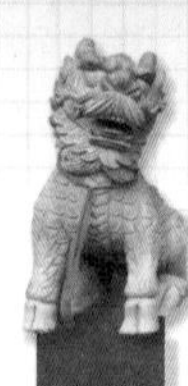





# 編者寄語

健康長壽是每個人的美好願望。千百年來，不少醫家、養生學家都在尋求延年益壽的方法，積累了豐富的經驗和理念，為中華民族的繁衍和發展壯大作出了重大貢獻。

隨著社會的進步，經濟、文化的發展，人們的生存條件日益改善，物質文明和生活水準有了顯著提升，使人類的壽命明顯延長，全世界（包括我國在內）面臨著人口老齡化的挑戰。目前，健康已成為現代人的第一需要。

什麼是健康呢？在過去很長的時間裏，人們一直認為「不生病就是健康」。然而，錯了！實際上健康並非無病，無病也不等於健康。世界衛生組織（WHO）給健康下了這樣的定義：「健康不僅是不生病，而且是身體上、生理上和社會適應上的完好狀態。」這就告訴我們，健康不單純是指生理健康，還包括心理健康和對複雜社會的良好適應能力。

還有一組數據值得注意，經專家研究、統計發現，目前健康人群只佔 15%，疾病人群佔 15%，有 70% 左右人群屬於第三狀態，即亞健康狀態（包括所有人群）。由於中老年人隨著年齡的增長，身體中的各種「零件」已逐漸老化了，抵抗力降低了，在 70% 的亞健康人群中，其比例佔了多數。這就給我們每個人、特別是中老年人，提出了新課題，即是在新的環境下如何保持健康、獲得長壽？

我們知道，所謂的亞健康狀態是健康與疾病兩者之間的過渡狀態，也可稱為「轉機期」。這個「轉機期」具有雙重性，一種是向穩定、積極、良好的方向轉化，稱為「生機」，使身體由弱變強、使病患者得以康復。一種是向異常、消極、不好的方面發展，稱為「殺機」，變身體機能越來越弱、疾病日趨嚴重，甚至危及生命。

導引養生功體系的編創，考慮了「第三狀態」對人體健康發展、轉歸的雙重性，體現世界衛生組織關於健康新概念的精神；系統地貫徹了身心共同健康的原則，響應和遵循著 2000 年 8 月中共中央、國務院作出的《關於加強老齡工作的決定》精神，試圖為廣大群眾提供一個身心共同健康的「舞臺」，為辛勤工作了大半輩的老年朋友奉獻一份愛心，同時，也使得筆者有機會和大家一起美化「夕陽」，共享晚年之樂，這是我多年來的心願。

【頤身九段錦】是根據中醫醫學的經絡學說、氣血理論為指導，創編的養生大法。

其動作簡單扼要、通俗易懂、勢式連貫、協調流暢。在整個練習過程中，要求心息相依、雜念不生、肚腹鼓蕩、鬆實自然、找準穴位、通經活絡。

該「九段錦」既可以坐勢練習，又可取站勢操作。它一方面有助於益氣養肺，在一定程度上防治呼吸系統疾病；另一方面又有助於提高五臟六腑機能，增強機體免疫力、抵抗力。

期望導引養生功的愛好者、參與者們，身體力行，建立科學的生活方式，養成良好衛生習慣，努力培養「自我保健」意識，健康長壽，活過百歲，盡享天年，指日可待。正如南北朝時陶弘景所說：「我命在我不在天」（《養性延命錄》）。也正如三國時期曹操所言「盈縮之期，不但在天，養怡之福，可得永年」。

張廣德

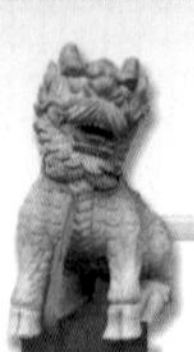



# 目錄

# 第一章

## 頤身九段錦（坐勢）

請大家：正身端坐，周身放鬆，兩腳分開，兩掌置於大腿之上，神怡心靜；兩眼平視前方或兩目垂簾（圖1-1）。

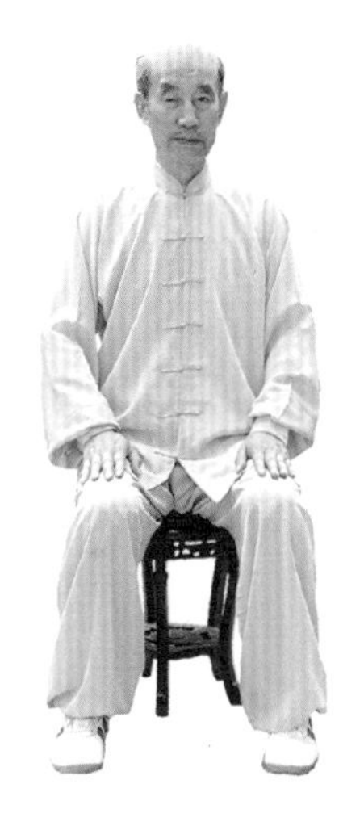

圖 1-1



要點提示：

兩唇和上下排牙齒微合，舌抵上腭。

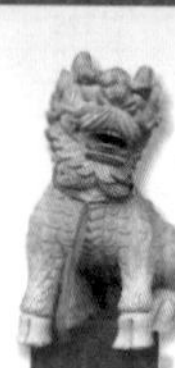



默讀鍛鍊口訣：

**抗老頤身別有方，置身自然覓陰陽，**
**鼻吸清氣玉液滿，氣足神全壽而康。**

要點提示：

1.兩手疊於丹田，男女均左手在裏（圖1-2）。

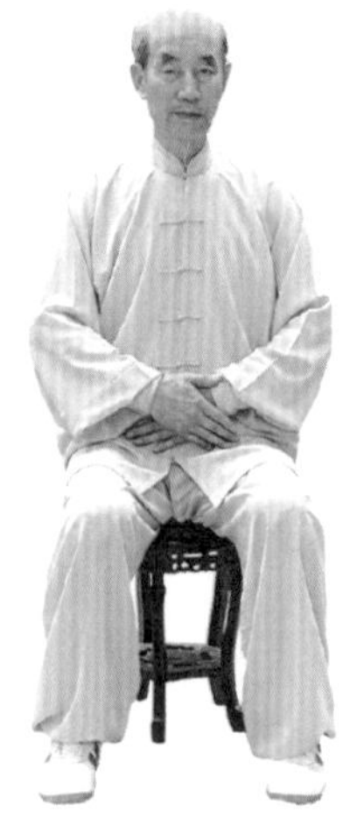

圖 1-2



2.鍛鍊口訣默念畢，將兩手分別回放到大腿上（圖 1-3）。

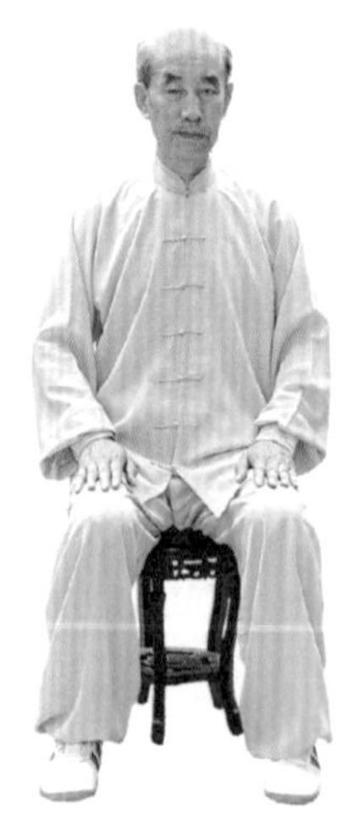

圖 1-3

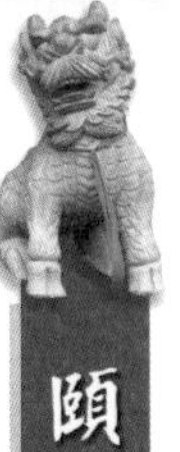



# 第一式　乾浴迎香

## 一、動作指南

1.隨著吸氣，腳趾上蹺；兩拇指背從迎香摩運到睛明（迎香：屬手陽明大腸經穴，在與鼻翼外緣中點平起的鼻唇溝裏。睛明：屬足太陽膀胱經穴，在目內眥之內上方陷中）（圖1-4、1-5）。

2.隨著呼氣，腳趾抓地；兩拇指背從睛明摩運到迎香。（圖 1-6）。

3、5、7同1；4、6、8同2。

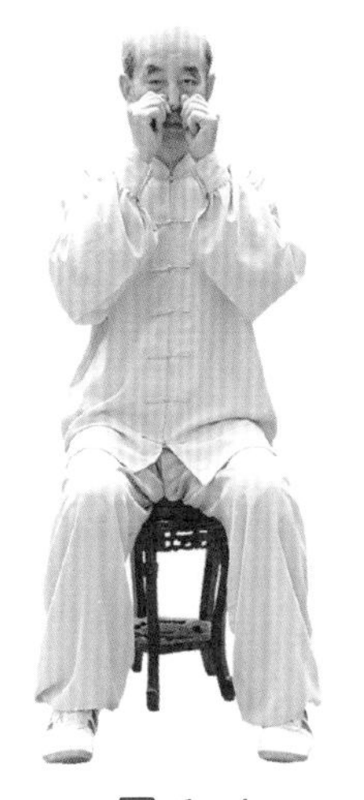

圖 1-4

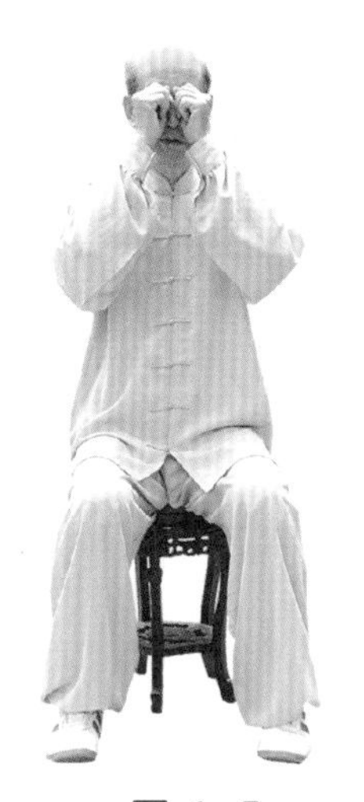

圖 1-5

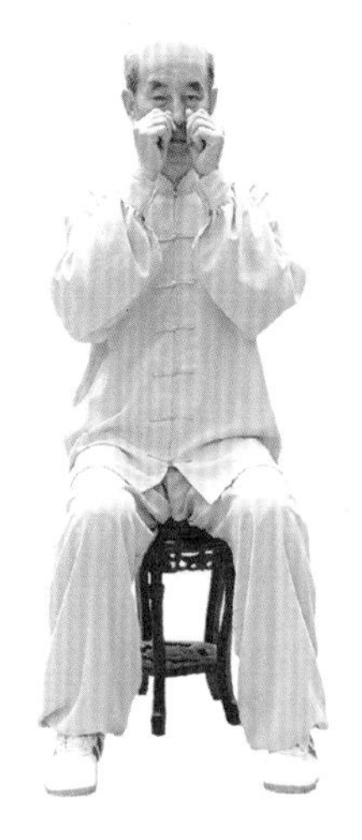

圖 1-6

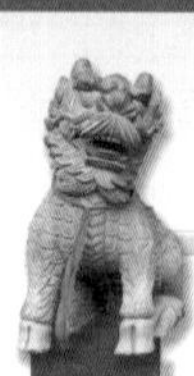



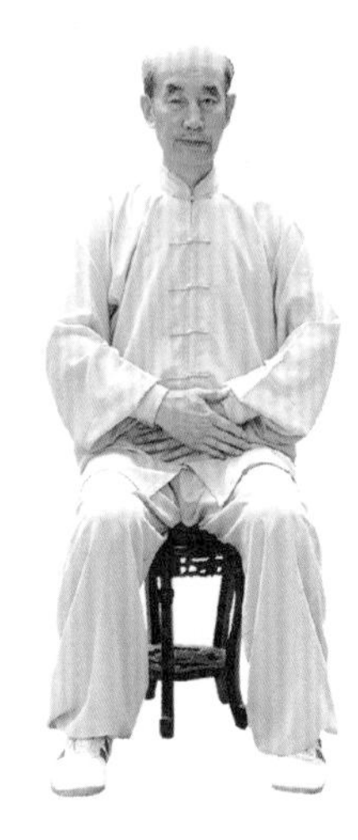

圖 1-7

## 二、練習次數

共做兩個８拍。第二個８拍的第８拍，兩拇指背從睛明摩運到迎香後，兩掌疊於曲骨穴，左掌在裏；眼平視前方（圖 1-7）。



## 三、要點提示

1. 動作與細、勻、深、長的腹式呼吸相配合，鼻吸口呼，呼氣時輕吐「呬」音。《修齡要旨》曰：呬音與肺相配屬。歌訣如下：「呬呬多數作聲涎，胸膈煩悶上焦痰，若有肺病急需呬，用之目下自安然。」

2. 向上摩運時稍用力，向下摩運時逐漸加力。

## 四、主要作用

1. 開鼻竅、益呼吸，暢通手陽明大腸經脈。

2. 促使鼻腔溫度升高，減少冷空氣的刺激，防止咳嗽。

3. 促使鼻黏膜分泌的黏液增多，濕度加大，故有助於阻止病毒、細菌等有害物質進入體內。

# 第二式　摩運丹田

## 一、動作指南

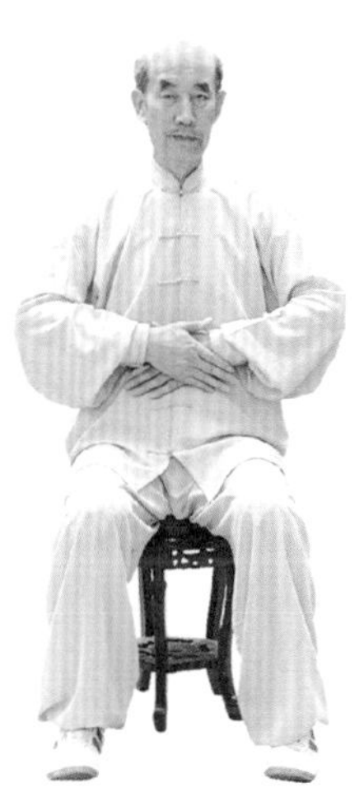

圖 1-8

1.隨著吸氣，腳趾上蹺；兩掌相疊（左手在裏）從任脈曲骨穴（曲骨：屬任脈穴，位於臍下5寸，當恥骨聯合上方）向上摩運至位於臍正中之神闕（途經中極、關元、石門、氣海）（圖1-8）。

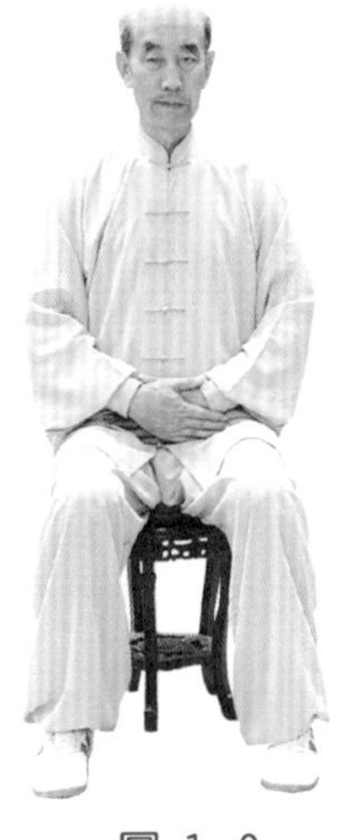

圖 1-9

2.隨著呼氣，腳趾抓地；兩掌相疊從神闕向下推按至曲骨（圖1-9）。

3、5、7同1；4、6、8同2。

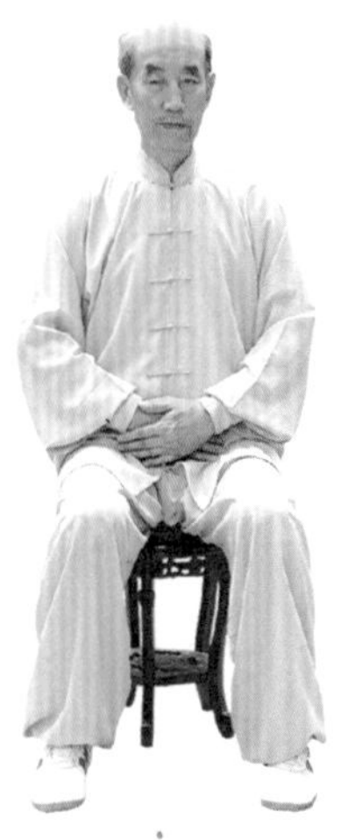

圖 1-10

## 二、練習次數

共做兩個8拍。第二個8拍換右手在裏（圖1-10）。



## 三、要點提示

1.兩手向上摩運時，以手掌尺側為力點，向下摩運時，以魚際為力點（魚際：屬手太陰肺經穴，在第一掌骨側中部1/2赤白肉際處。）

2.鼻子吸嘴巴呼，呼氣時輕吐「呼」音，「呼以去熱」。《修齡要旨》認為：呼音與脾相配屬。

歌訣如下：「脾宮屬土號太倉，疾病行之勝藥方，瀉痢腸鳴並吐水，急調呼字免成殃。」

## 四、主要作用

1.任脈為陰脈（手三陰、足三陰）之海，兩掌上下摩運任脈，有滋陰扶虛之效，防止陽熱之邪深伏於裏。

2.氣海、關元二穴，均為全身性強壯穴，故推拿二穴有助於增強體質，提高免疫功能。

# 第三式　掌抱崑崙

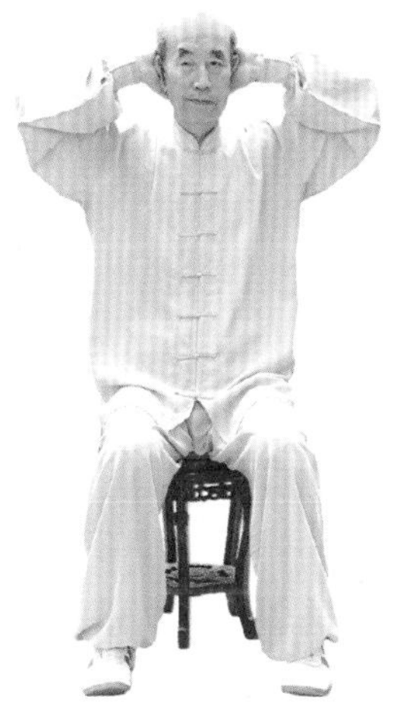

圖 1-11

## 一、動作指南

1.隨著吸氣，腳趾上蹺；同時，兩臂內旋、兩掌分別向兩側托起至與肩平時，兩臂外旋，緊接著兩肘曲屈，使兩掌抱於腦後；眼由向左平視轉視正前方（圖1-11）。



2.隨著呼氣，腳趾抓地；兩肘下沈裹合使頭頸低垂至最大限度；眼看大地（圖1-12）。

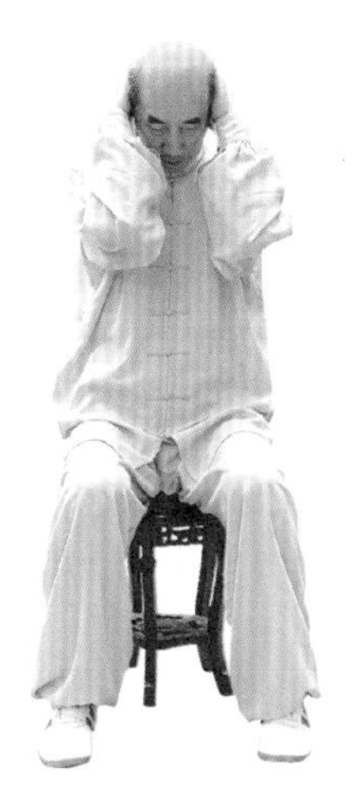

圖 1-12

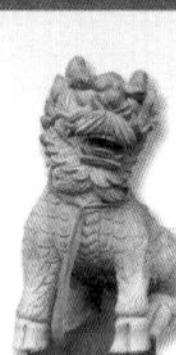





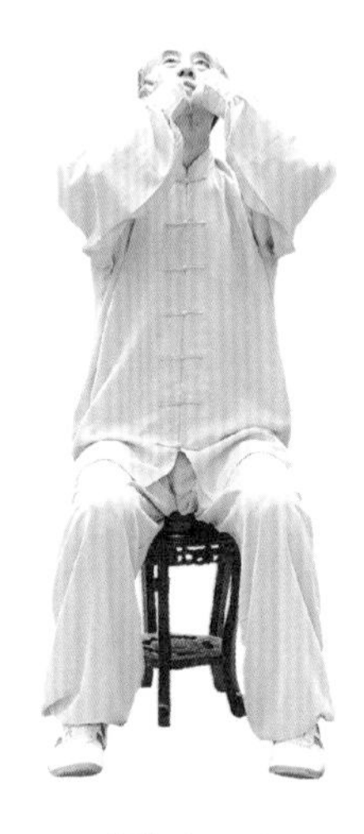

3. 隨著吸氣，腳趾上蹺；兩掌托腮使頭頸後仰至最大限度；仰面觀天（圖 1-13）。

圖 1-13



4. 隨著呼氣，腳趾抓地；頭頸豎直；同時，兩掌向前、向下落於腿上；眼平視前方（圖 1-14）。

5～8 同 1～4，唯左右交換做動作。

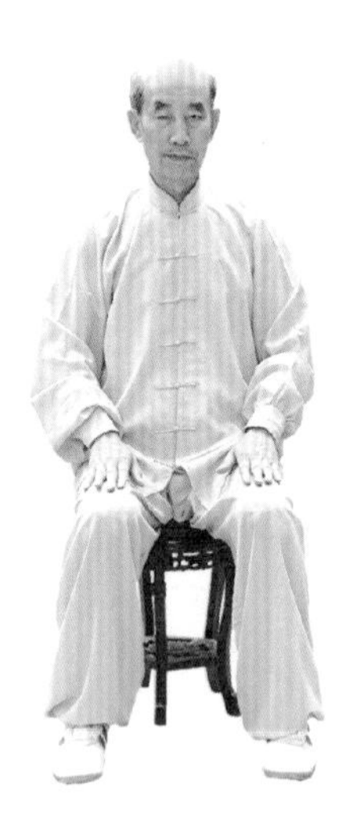

圖 1-14

## 二、練習次數

共做兩個8拍。

## 三、要點提示

1.做第一拍時，兩臂旋轉幅度宜大。
2.做第二拍時，低頭不躬身。
3.做第三拍時，仰頭不仰體。
4.做第四拍時，充分放鬆，氣沈丹田。
5.輕吐「呼」音。

## 四、主要作用

1.兩臂的內旋、外旋有助於疏導肺經與大腸經，實現「通則不痛」的目的。

2.抱頭、托腮、仰面，可對第七頸椎棘突下的大椎和左右旁開 0.5 寸處的定喘穴產生良性刺激，故可取得以下四方面的作用：

（1）退熱止瘧：防治感冒、發熱、瘧疾。
（2）宣肺平喘：防治咳嗽、哮喘、氣管炎。
（3）益氣通陽：預防感冒、一般虛弱、白血球減少、腦發育不全。
（4）寧神豁痰：防治癲癇、精神病。

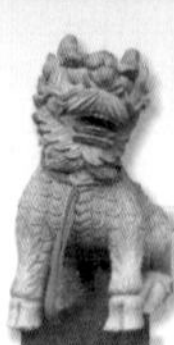

# 第四式　雙手托天



## 一、動作指南

1.隨著吸氣，腳趾上蹺，舒胸直背；兩掌貼身向上摩運至乳根（乳根：屬足陽明胃經穴，位於乳頭直下，第五肋間隙），掌指朝下；眼平視前方（圖 1-15）。

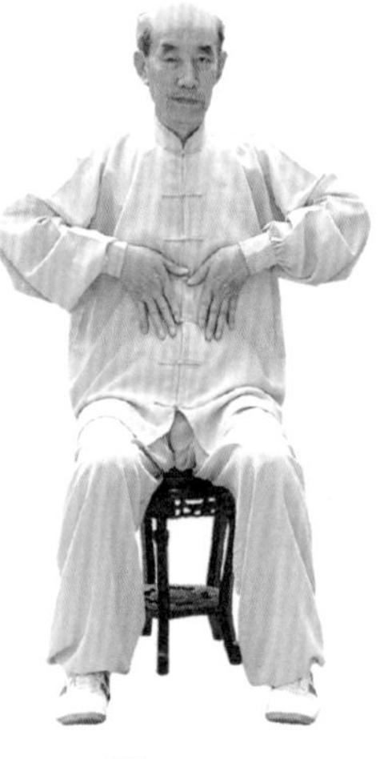

圖 1-15

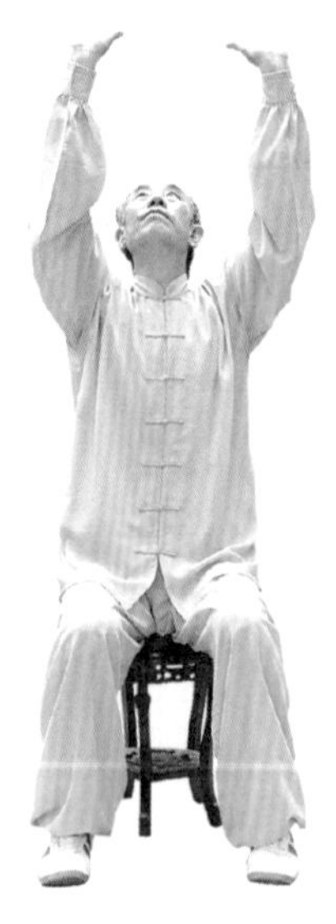

圖 1-16

動作不停，兩掌隨兩臂內旋伸肘蹺腕上托，兩臂自然伸直，掌心朝向上，掌指朝後；仰面觀天（圖 1-16）。

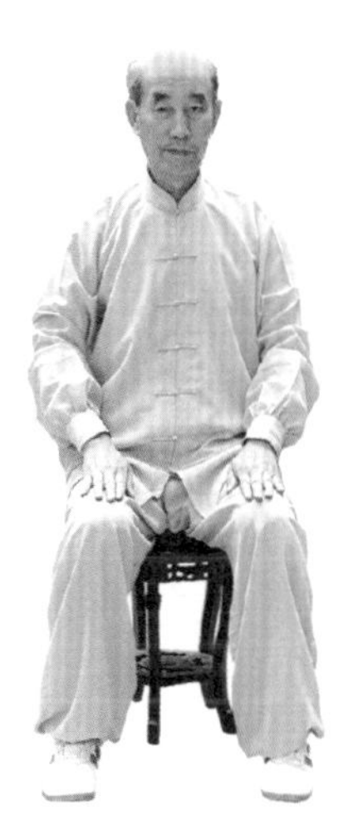

圖 1-17

2. 隨著呼氣，腳趾抓地，胸部微含；兩掌由前下落於腿上；眼平視前方（圖 1-17）。

3、7同1；4、6、8同2。

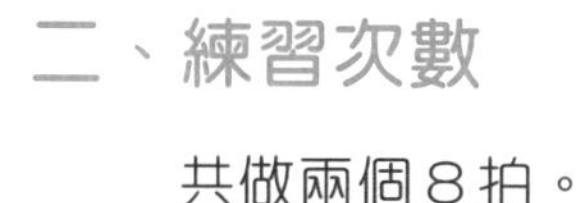

## 二、練習次數

共做兩個8拍。

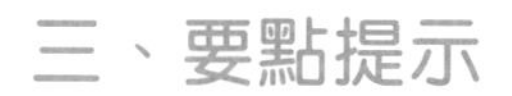

## 三、要點提示

1. 雙手托天時，仰頭不仰體。

2. 動作與腹式呼吸相配合，呼氣時輕吐「嘻」音，「嘻以去煩」。《修齡要旨》曰：嘻音與三焦經相配屬。歌訣如下：「三焦有病急須嘻，古聖留言最上醫，若或通行土壅塞，不因此法又何知。」

## 四、主要作用

手少陽三焦經與手厥陰心包經相表裏，而手少陽三焦經入屬上焦（心、肺）、中焦（脾、胃）、下焦（腎、膀胱、大腸、小腸、肝、膽），為陽氣之父；手厥陰心包經為陰血之母。因此「雙手托天」一勢，有助於改善全身五臟六腑之機能，增強正氣的抗邪能力，防止病邪之侵害。

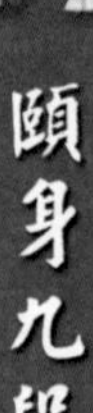


# 第五式　按點合谷

## 一、動作指南

1. 隨著吸氣，腳趾上蹺；兩掌隨兩臂外旋前擺至與肩平，掌心朝上；眼兼視兩掌（圖1-18）。

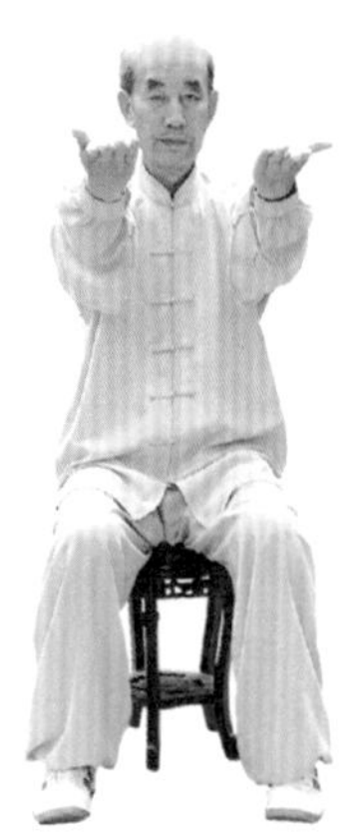

圖 1-18

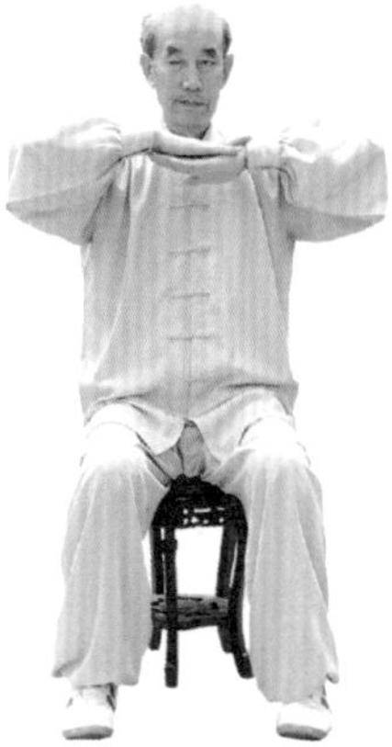

動作不停，兩掌隨兩臂屈肘疊於胸前，掌心朝下，右掌在上，右拇指腹置於左合谷（屬手陽明大腸經穴，在第一、二掌骨間，當第二掌骨中間之橈側肌肉隆起處）；眼平視前方（圖1-19）。

圖 1-19

2. 隨著呼氣，腳趾抓地；兩掌下落於襠前；同時，右拇指腹在其餘四指協同用力下掐鎖合谷；眼平視前方（圖1-20）。

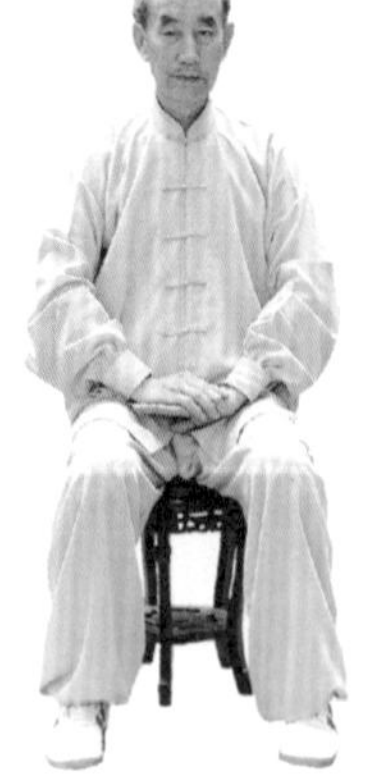

圖 1-20

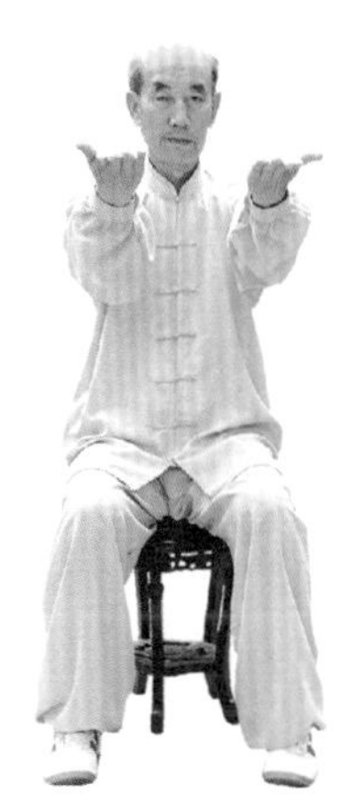
圖 1-21

3. 隨著吸氣，腳趾上蹺；兩掌隨兩臂外旋前擺至與肩平，掌心朝上；眼兼視兩掌（圖 1-21）。

動作不停，兩掌隨兩臂屈肘疊於胸前，掌心朝向下，左掌在上，左拇指腹置於右合谷；眼平視前方（圖 1-22）

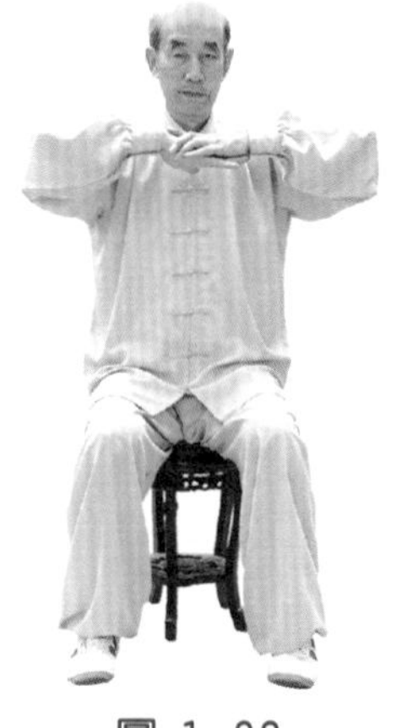
圖 1-22

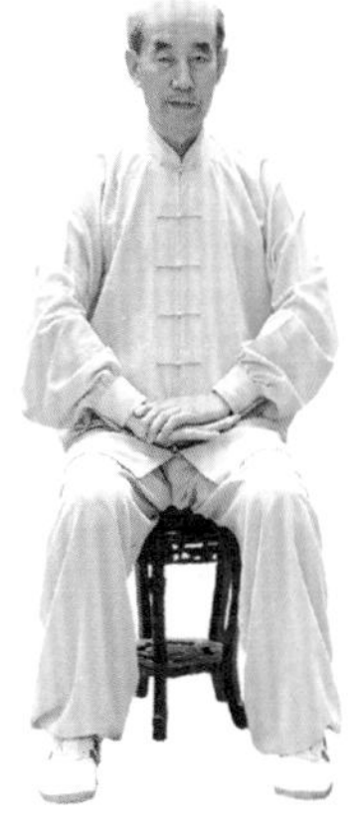
圖 1-23

4. 隨著呼氣，腳趾抓地；兩掌下落於襠前；同時，左拇指腹在其餘四指協同用力下掐鎖合谷；眼平視前方（圖 1-23）。

5同1；6同2；7同3；8同4。

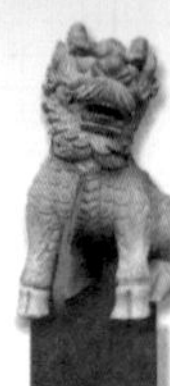



## 二、練習次數

共做兩個8拍。第二個8拍的第8拍，兩掌回落於大腿上（圖1-24）。

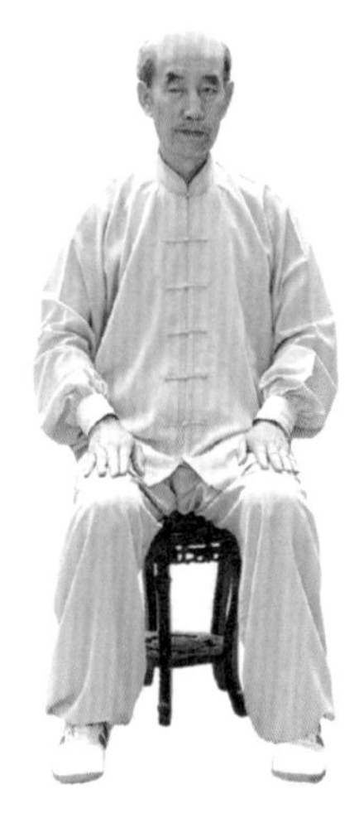

圖 1-24

## 三、要點提示

1.掐鎖合谷穴時力量逐漸加大，以稍微有點酸脹感為度。

2.輕吸重呼，呼氣時輕吐「呬」音。



## 四、主要作用

民諺云：「推拿按點合谷，不用醫生把藥補。」說的是「合谷」穴，有強身健體之作用。究其原因，是由於合谷是手陽明大腸經之原穴，而大腸與肺相表裏。中醫認為：「五臟有疾，當取十二原。」故按點合谷，除了能提高身體抵抗力之外，還直接地對肺部各種疾患有防治作用。

# 第六式　拍擊尺澤

## 一、動作指南

1. 隨著吸氣，腳趾上蹺；兩掌沿大腿向後摩運至大腿根部；眼平視前方（圖 1-25）。

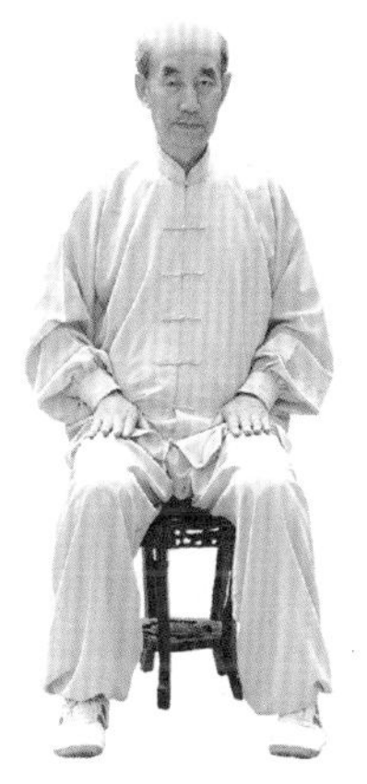

圖 1-25

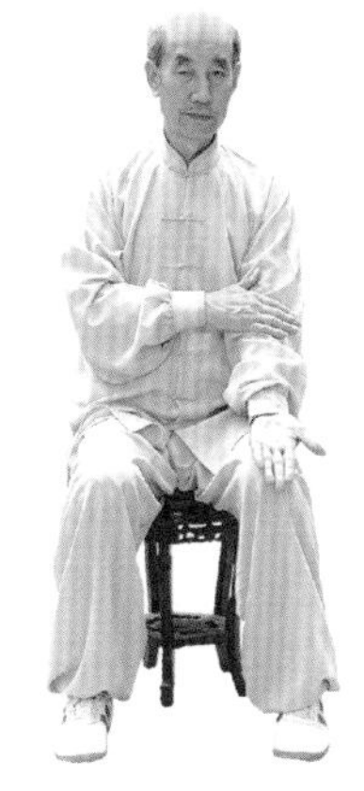

圖 1-26

不停，隨著呼氣，腳趾抓地；左掌隨左臂外旋落於左大腿之上；同時，右掌拍擊左尺澤（尺澤：屬肺經之合穴，位於肘橫紋橈側盡頭）；眼看右掌（圖 1-26）。

2. 隨著吸氣，腳趾上蹺；兩掌回到原位，緊接著，沿大腿向後摩運至大腿根部；眼平視前方（圖 1-27）。

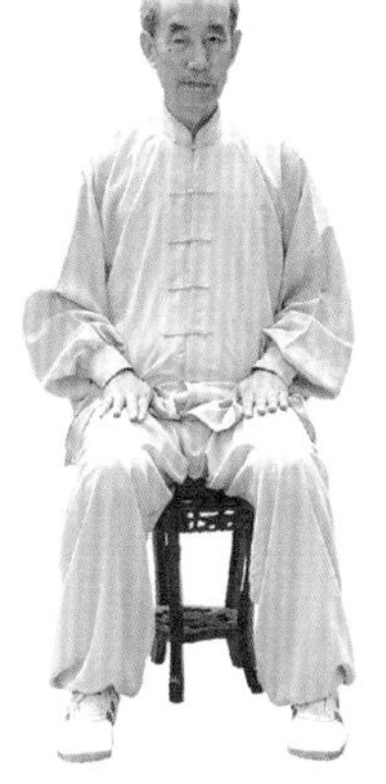

圖 1-27

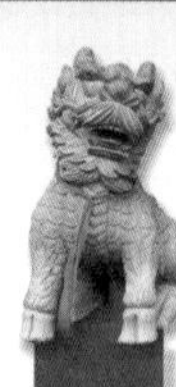



不停，隨著呼氣，腳趾抓地；右掌隨右臂外旋落於右大腿之上；同時，左掌拍擊右尺澤穴；眼看左掌（圖1-28）。

3、5同1；4、6、8同2。

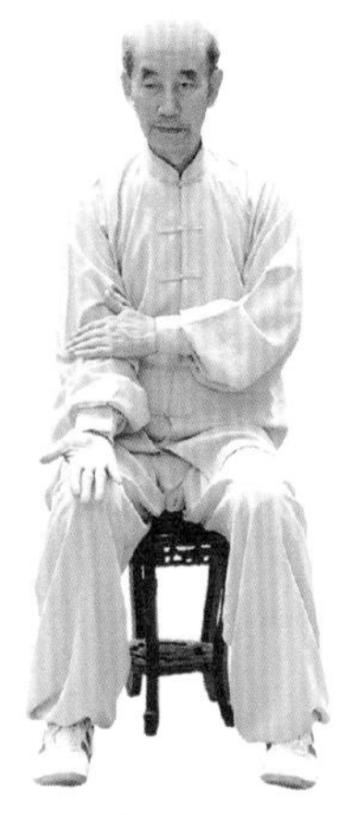

圖 1-28

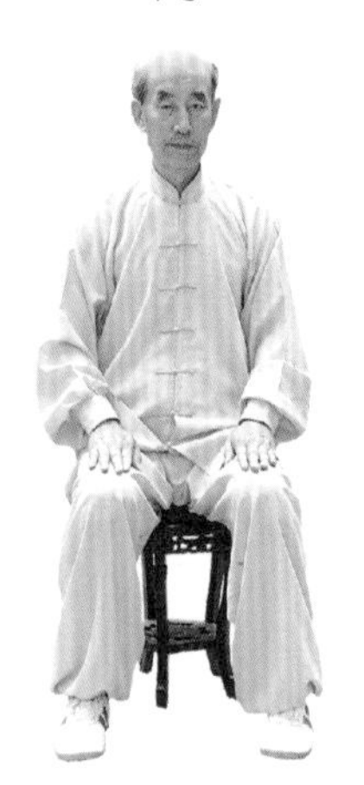

圖 1-29

## 二、練習次數

共做兩個8拍。第二個8拍的第8拍，兩掌均分別置於大腿之上（圖1-29）。



## 三、要點提示

1.拍擊尺澤穴時，以稍有疼痛為度。

2.動作與呼吸緊密配合，呼氣時輕吐「呬」音。

## 四、主要作用

由於經絡內聯臟腑、外絡肢節，是人身氣血運行的道路。故外邪通過體表可以使內臟異常，而內臟有病亦可以傳至體表。中醫認為：「心肺有邪，其氣留於兩肘。」「拍擊尺澤」一勢，即是根據這一理論而安排的，即透過拍擊此穴（尺澤）有助於防治肺部疾患。

# 第七式　三陽開泰

此處的「三」，是指足三里；「陽」，是指足陽明胃經。「開泰」，指安泰，即吉祥之意。

## 一、動作指南

1. 隨著吸氣，腳趾上蹺；兩掌輕貼大腿前移上舉於胸前，掌心相對，兩掌之間的距離約 10 公分（圖 1-30）。

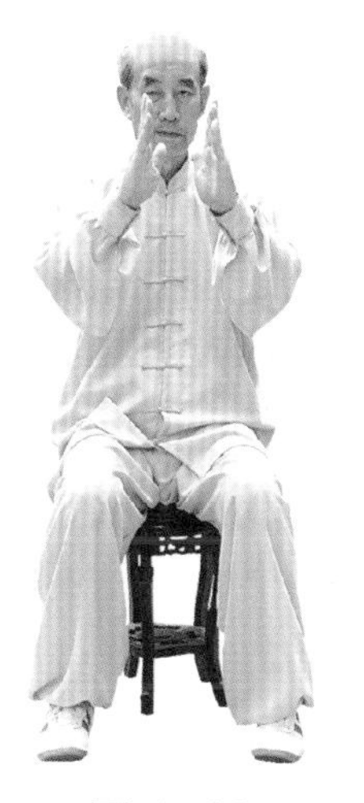

圖 1-30

繼而，兩掌分別向左右展開握拳於頭之兩側；眼平視前方（圖 1-31）。

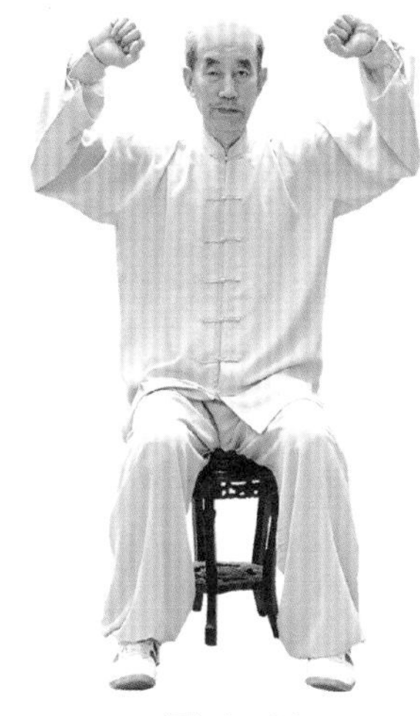

圖 1-31

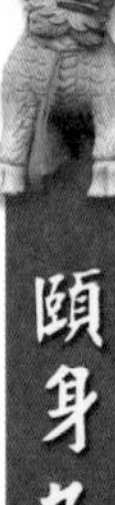



隨著呼氣，腳趾抓地；上體前俯，兩拳變掌分別拍擊左右腿之足三里（足三里：屬足陽明胃經穴，位於外膝眼下三寸許，脛骨後一橫指）；眼之餘光兼視兩掌（圖 1-32）。

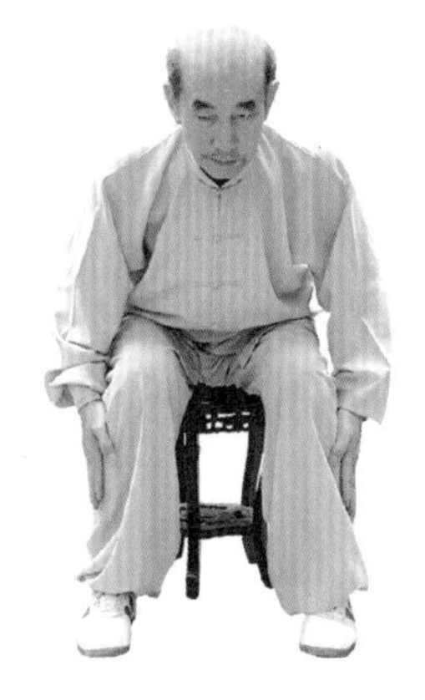

圖 1-32

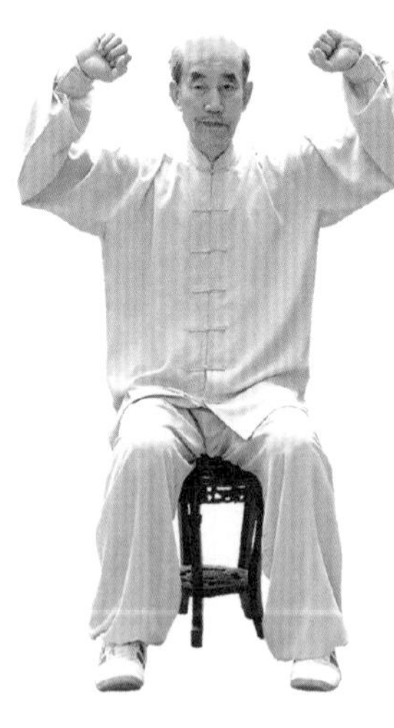

圖 1-33

2. 隨著吸氣，腳趾上蹺；上體直起；同時，兩掌上舉於胸前，掌心相對，接著分別向左右展開握拳於頭之兩側；眼平視前方（圖 1-33）。

隨著呼氣，腳趾抓地；上體前俯；同時，兩拳變掌分別拍擊左右腿之足三里；眼之餘光兼視兩掌（圖1-34）。

3、5、7同1；4、6、8同2。

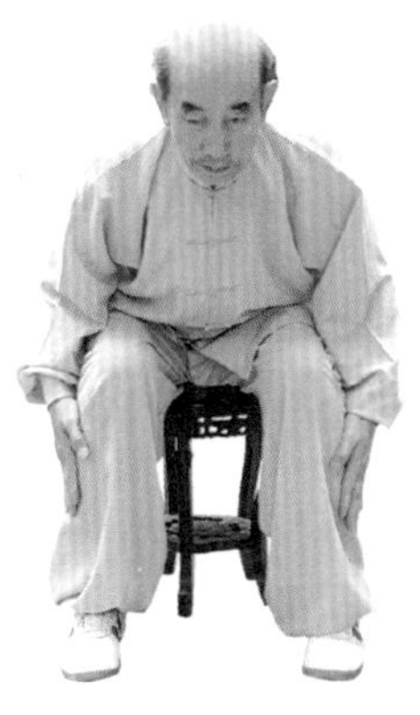

圖 1-34

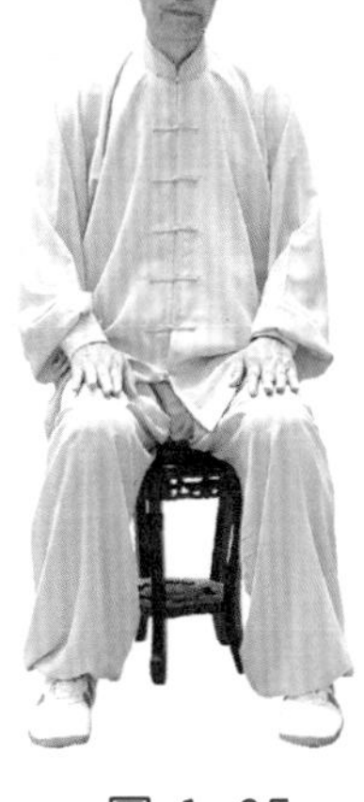

圖 1-35

## 二、練習次數

共做兩個8拍。第二個8拍的第8拍，兩掌均分別置於大腿之上（圖1-35）。



## 三、要點提示

1. 拍擊足三里穴，動作宜連貫，以稍有疼痛為度。

2. 動作與呼吸緊密配合，呼氣時，輕吐「呼」音。

## 四、主要作用

民諺：「針刺拍擊足三里，勝過吃一隻老母雞。」中醫經絡學告訴我們，足陽明胃經是多氣多血之經脈，足三里是全身性強壯穴，有顯著的保健作用。

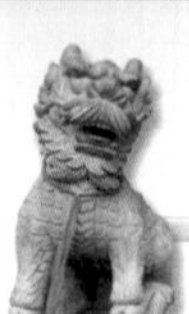



# 第八式　氣息歸元

## 一、動作指南

1.隨著吸氣，腳趾上蹺；兩掌隨兩臂內旋分別向左右撐掌，臂與上體夾角約 45 度，繼而，兩臂外旋使掌心朝前；眼看左掌（圖 1-36）。

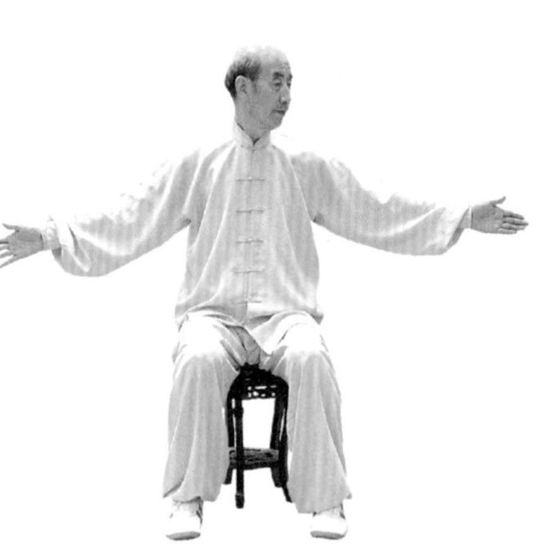

圖 1-36

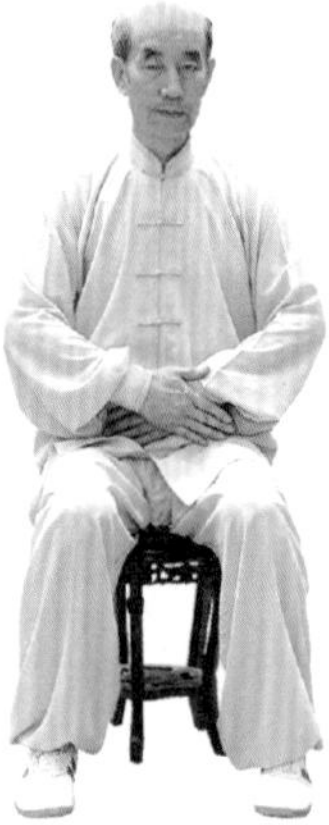

2.隨著呼氣，腳趾抓地；兩掌向前合抱疊於氣海，左掌在裏；眼平視前方（圖 1-37）。

圖 1-37

3.隨著吸氣，腳趾上蹺；兩掌隨兩臂先外旋、後內旋經面前向上托起，兩臂自然伸直，掌心朝上，掌指相對；眼平視前方（圖 1-38）。

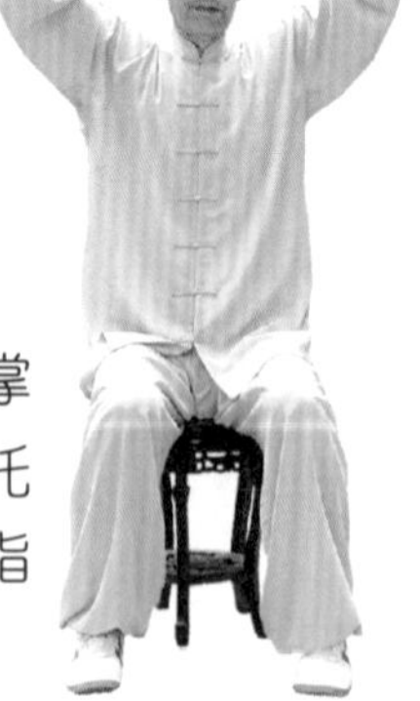

圖 1-38

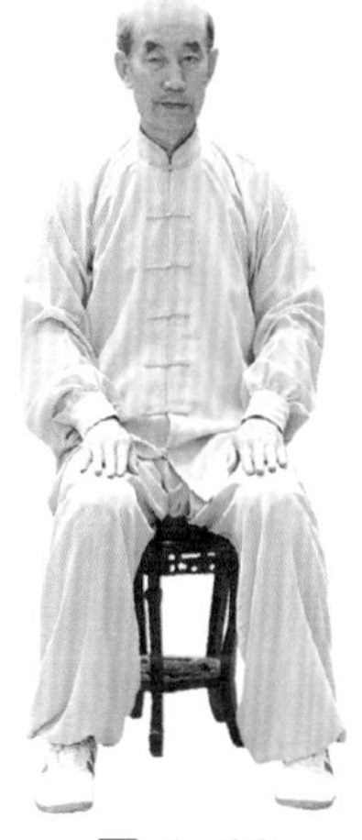
圖 1-39

4. 隨著呼氣，腳趾抓地；兩掌由前下落於大腿之上；眼平視前方（圖 1-39）。

5～8同1～4，唯左右交換做動作。

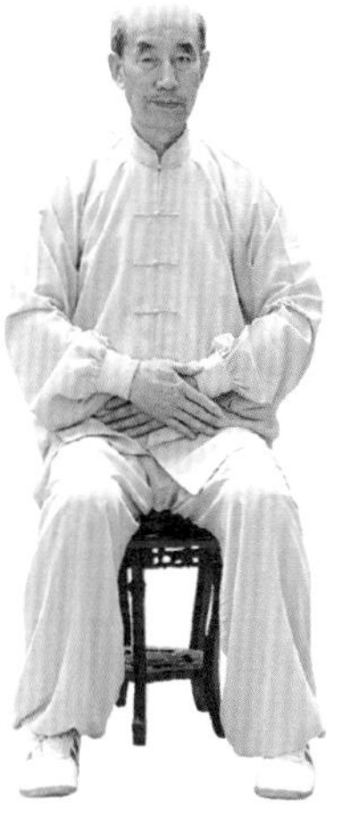
圖 1-40

## 二、練習次數

共做兩個8拍。第二個8拍的第8拍，兩掌疊於丹田，男性左手在裏，女性右手在裏（圖 1-40）。

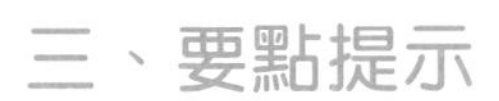

## 三、要點提示

1. 兩臂內旋左右撐掌時，拇指宜協同用力。

2. 動作與呼吸相配合，呼氣時輕吐「呼」音。

## 四、主要作用

「氣海」，屬丹田之一穴。顧名思義，氣海是生氣之海，它是身體之要穴，是生命之根本。

「氣息歸於氣海」，有助於壯中氣、補元氣，滋養臟腑，特別是對脾肺二臟之虛症（如：乏力、氣短、食慾不佳）有益。

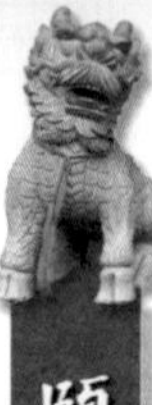

# 第九式　吞津咽液

## 一、動作指南

第一個8拍：

上下唇微合，上下排牙齒相叩，每一拍叩9次（圖略）。

第二個8拍：

赤龍（舌）在口腔內左右攪拌，一左一右為一次，共做8次（圖略）。

## 二、練習次數

共做兩個8拍。做完後，口中唾液分三口咽下，將兩手回置於大腿之上，成正身端坐勢；眼平視前方（圖1-41）。

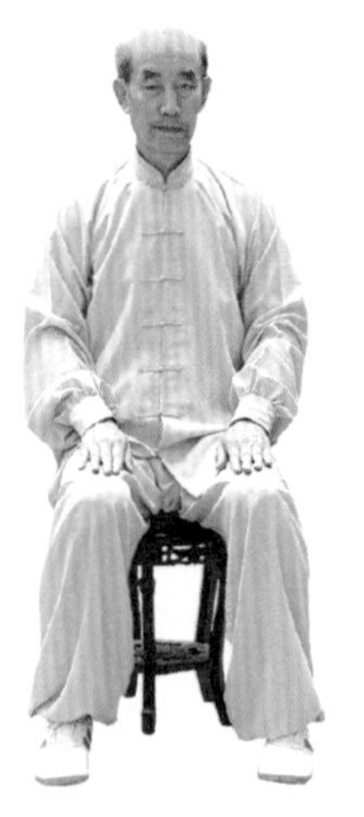

圖 1-41

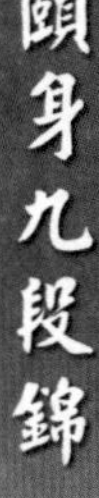


## 三、要點提示

1. 牙齒相叩時，宜兩唇輕閉，有彈性。

2. 赤龍攪海時，宜在齒內進行，並應連貫不滯。

## 四、主要作用

1.《千金要方》云：「人當朝朝服食玉泉，啄齒使人丁壯有顏色。玉泉者，口中唾也。」

2. 明．龔居中云：「津即咽下，在心化血、在肺助氣、在脾養神、在肝明目、在腎生精，自然百骸調暢，諸病不生。」

3. 古人造「活」字，即是「舌」旁加「水」（氵）。

4. 現代醫學研究證明，口中唾液內除了含水外，還含有澱粉酶、溶菌酶、黏液蛋白酶、免疫球蛋白、無機鹽、鹼性離子和多種活性因子，不僅能幫助消化吸收，改善糖代謝，中和胃酸，保護胃黏膜，還有殺滅細菌、解毒、免疫、抗衰等多種功能。

## 結束勢：

「頤身九段錦」，練習結束。希望大家堅持鍛鍊，充滿信心，健康長壽，永保青春。

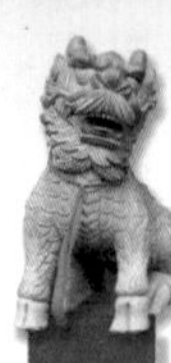

# 第二章

## 頤身九段錦（站勢）

請大家：併步站立，周身放鬆，氣沉丹田，神怡心靜；兩眼平視前方或兩目垂簾（圖 2-1）。



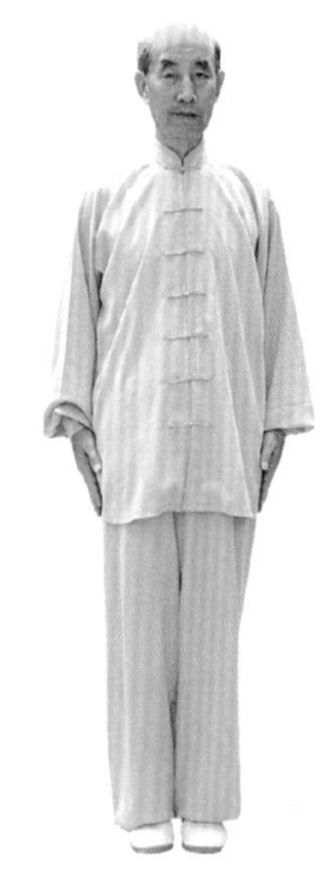

圖 2-1

要點提示：

兩唇和上下排牙齒微合，舌抵上腭。

默讀鍛鍊口訣：

**抗老頤身別有方，置身自然覓陰陽，**
**鼻吸清氣玉液滿，氣足神全壽而康。**

要點提示：

1.兩手疊於丹田，男女均左手在裏（圖 2-2）。

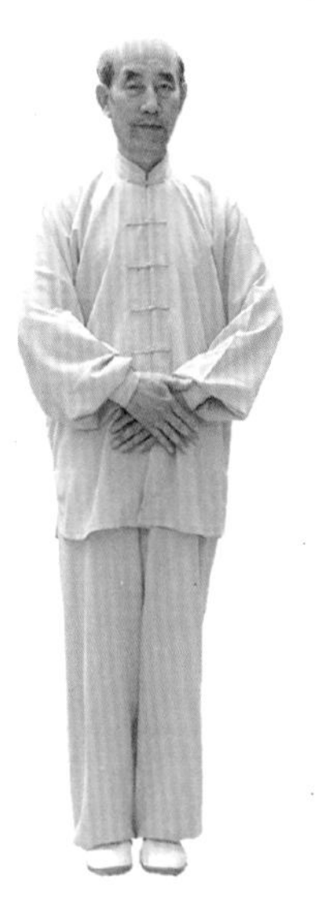

圖 2-2

2.鍛鍊口訣默念畢，將兩手分別垂於體側（圖 2-3）。

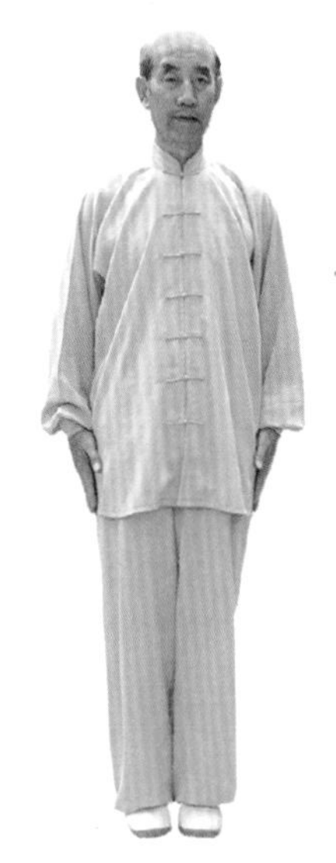

圖 2-3

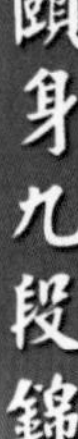




# 第一式　乾浴迎香

## 一、動作指南

1.隨著吸氣，兩腿伸直，腳趾上蹺；兩拇指背從迎香摩運到睛明（迎香：屬手陽明大腸經穴，在與鼻翼外緣中點平起的鼻唇溝裏。睛明：屬足太陽膀胱經穴，在目內眥之內上方陷中。）（圖 2-4、2-5）。

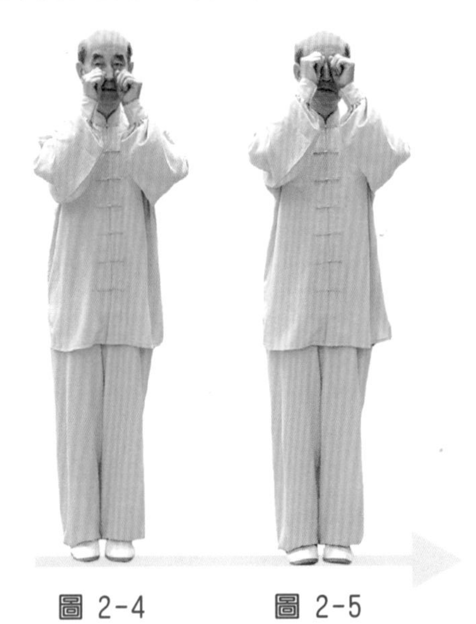

圖 2-4　　圖 2-5

2.隨著呼氣，兩腿仍伸直，腳趾抓地；兩拇指背從睛明摩運到迎香（圖 2-6）。

3、5、7同1；4、6、8同2。

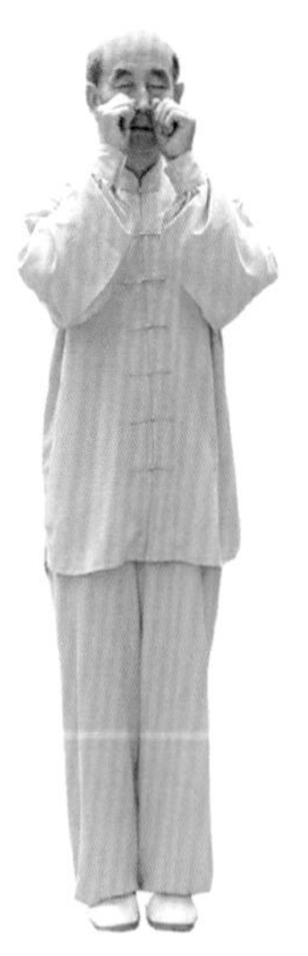

圖 2-6

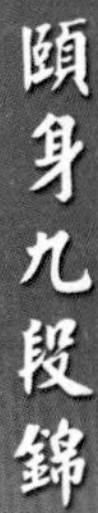




## 二、練習次數

共做兩個8拍。第二個8拍的第8拍，兩拇指背從睛明摩運到迎香後，隨之將兩掌疊於曲骨穴，左掌在裏（圖2-7）。

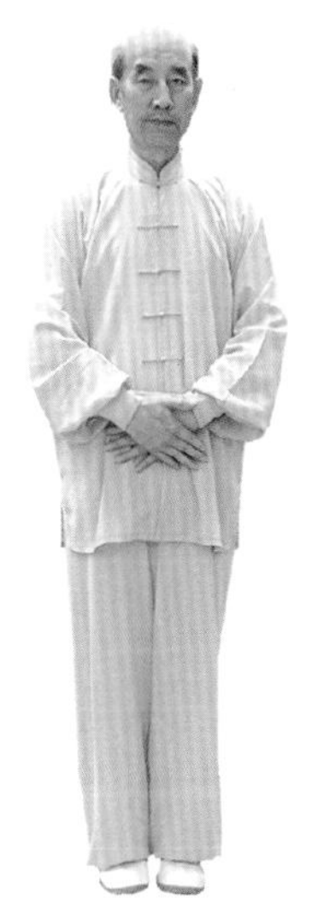

圖 2-7

## 三、要點提示

1.動作與細、勻、深、長的腹式呼吸相配合，鼻吸口呼，呼氣時輕吐「呬」音。《修齡要旨》曰：呬音與肺相配屬。歌訣如下：「呬呬多數作聲涎，胸膈煩悶上焦痰，若有肺病急需呬，用之目下自安然。」

2.向上摩運時稍用力，向下摩運時逐漸加力。

## 四、主要作用

1.開鼻竅、益呼吸，暢通手陽明大腸經脈。

2.促使鼻腔溫度升高，減少冷空氣的刺激，防止咳嗽。

3.促使鼻黏膜分泌的黏液增多，濕度加大，故有助於阻止病毒、細菌等有害物質進入體內。

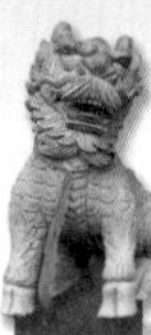



# 第二式　摩運丹田

## 一、動作指南

1.隨著吸氣，兩腿伸直，腳趾上蹺；兩掌相疊（左手在裏）從任脈曲骨穴（曲骨：屬任脈穴，位於臍下5寸，當恥骨聯合上方）向上摩運至位於臍正中之神闕（途經中極、關元、石門、氣海）（圖2-8）。

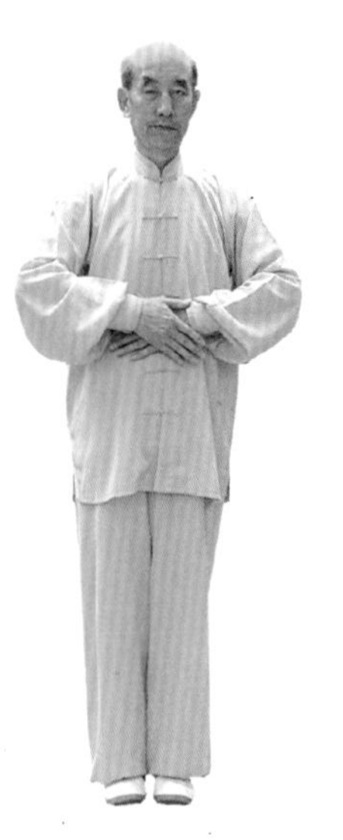

圖 2-8



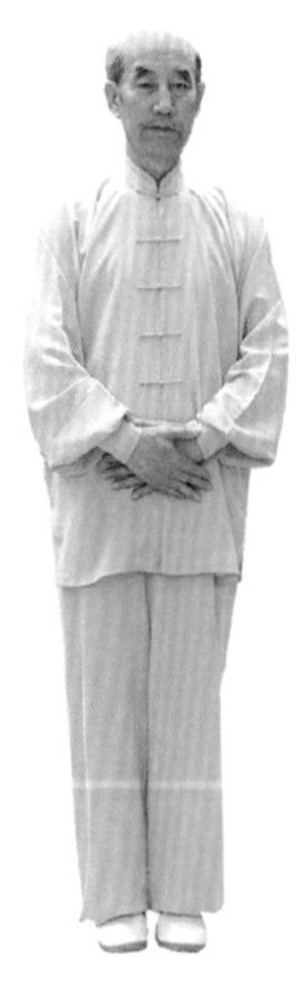

圖 2-9

2.隨著呼氣，兩腿仍伸直，腳趾抓地；兩掌相疊從神闕向下推按至曲骨（圖2-9）。

3、5、7同1；4、6、8同2。

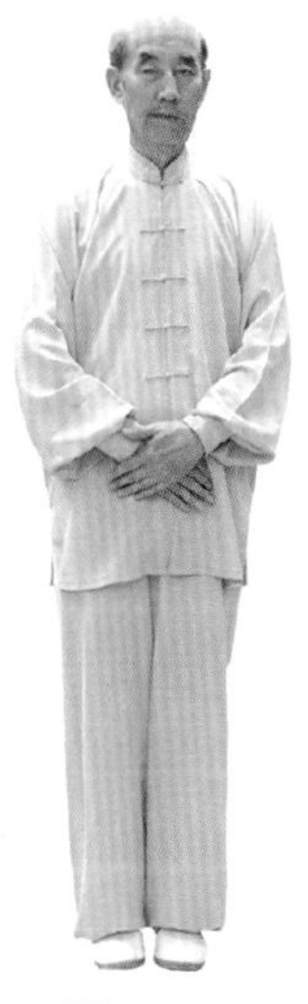
圖 2-10

## 二、練習次數

共做兩個8拍。第二個8拍換右手在裏（圖2-10）。

## 三、要點提示

1.兩手向上摩運時，以手掌尺側為力點，向下摩運時，以魚際為力點（魚際：屬手太陰肺經穴，在第一掌骨側中部1/2赤白肉際處。）

2.鼻子吸嘴巴呼，呼氣時輕吐「呼」音，「呼以去熱」。《修齡要旨》認為：呼音與脾相配屬。其歌訣如下：「脾宮屬土號太倉，疾病行之勝藥方，瀉痢腸鳴並吐水，急調呼字免成殃。」

## 四、主要作用

1.任脈為陰脈（手三陰、足三陰）之海，兩掌上下摩運任脈，有滋陰扶虛之效，防止陽熱之邪深伏於裏。

2.氣海、關元二穴，均為全身性強壯穴，故推拿二穴有助於增強體質，提高免疫功能。

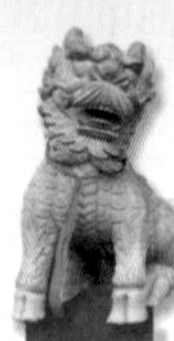

# 第三式　掌抱崑崙

## 一、動作指南

1.隨著吸氣，左腳向左開步，略寬於肩，隨之重心移到兩腳之間，兩腿伸直，同時，兩臂內旋、兩掌分別向兩側托起至與肩平時，兩臂外旋，緊接著兩肘曲屈，使兩掌抱於腦後；眼由向左平視轉視正前方（圖 2-11）。

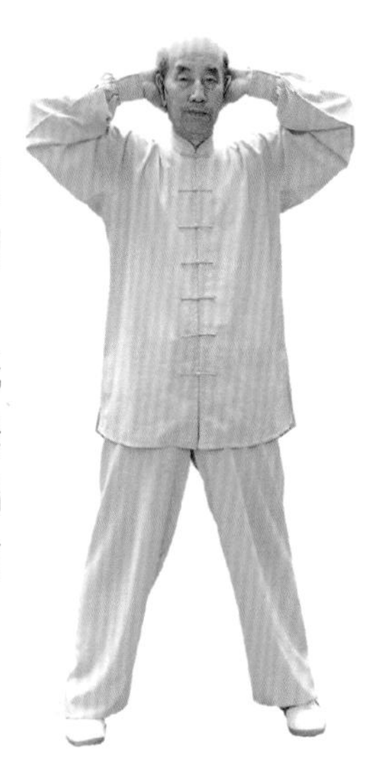

圖 2-11

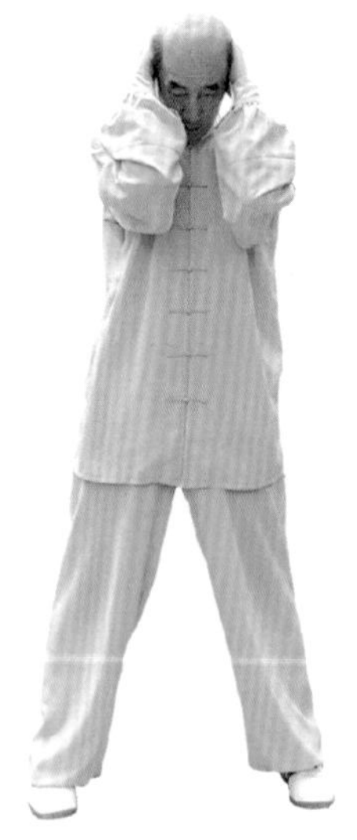

圖 2-12

2.隨著呼氣，兩肘下沈裹合使頭頸低垂至最大限度；眼看大地（圖 2-12）。

3.隨著吸氣，兩掌托腮使頭頸後仰至最大限度；仰面觀天（圖 2-13）。

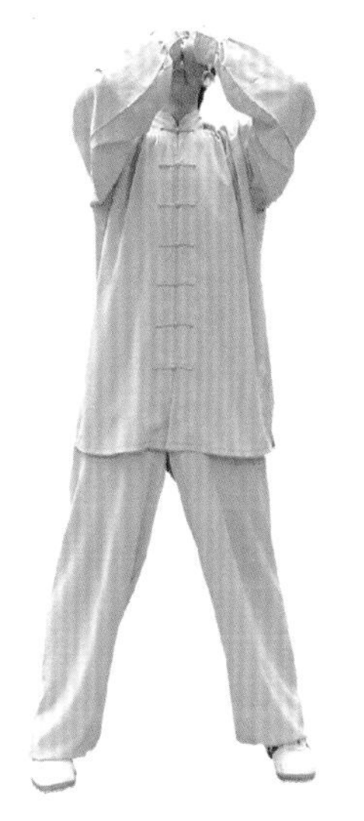

圖 2-13

4.隨著呼氣，頭頸豎直，左腳向右腳併步，兩腿逐漸由屈伸直；同時，將兩掌向前、向下落於體側；眼平視前方（圖 2-14）。

5～8同1～4，唯左右交換做動作。

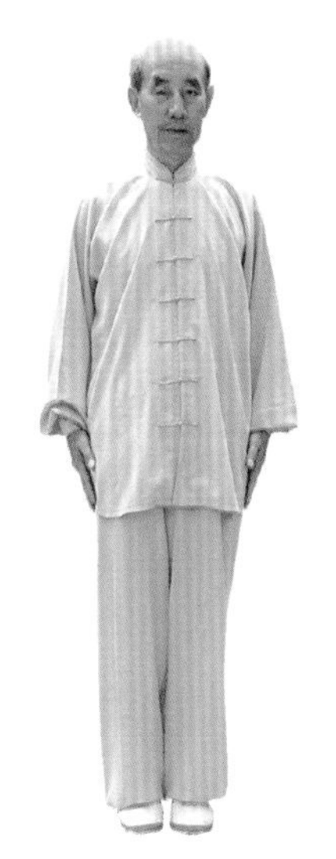

圖 2-14

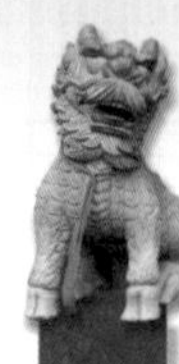



## 二、練習次數

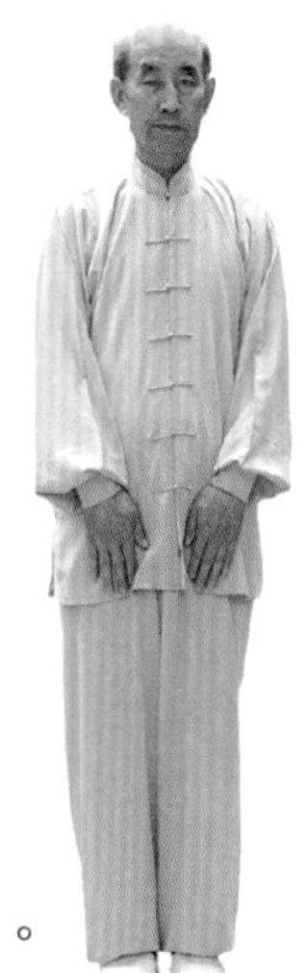

圖 2-15

共做兩個８拍。第二個８拍的第８拍，兩掌分別落於大腿前部（圖 2-15）。

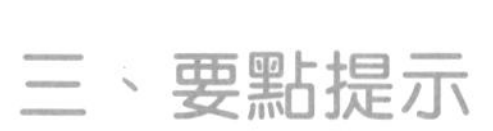

## 三、要點提示

1. 做第一拍時，兩臂旋轉幅度宜大。

2. 做第二拍時，低頭不躬身。

3. 做第三拍時，仰頭不仰體。

4. 做第四拍時，充分放鬆，氣沈丹田。

5. 輕吐「呼」音。

## 四、主要作用

1. 兩臂的內旋、外旋有助於疏導肺經與大腸經，實現「通則不痛」的目的。

2. 抱頭、托腮、仰面，可對第七頸椎棘突下的大椎和左右旁開 0.5 寸處的定喘穴產生良性刺激，故可取得以下四方面的作用：

（１）退熱止瘧：防治感冒、發熱、瘧疾。

（２）宣肺平喘：防治咳嗽、哮喘、氣管炎。

（３）益氣通陽：預防感冒、一般虛弱、白血球減少、腦發育不全。

# 第四式　雙手托天

## 一、動作指南

1.隨著吸氣，腳趾上蹺，兩腿伸直，舒胸直背；兩掌貼身向上摩運至乳根（乳根：屬足陽明胃經穴，位於乳頭直下，第五肋間隙），掌指朝下；眼平視前方（圖 2-16）。

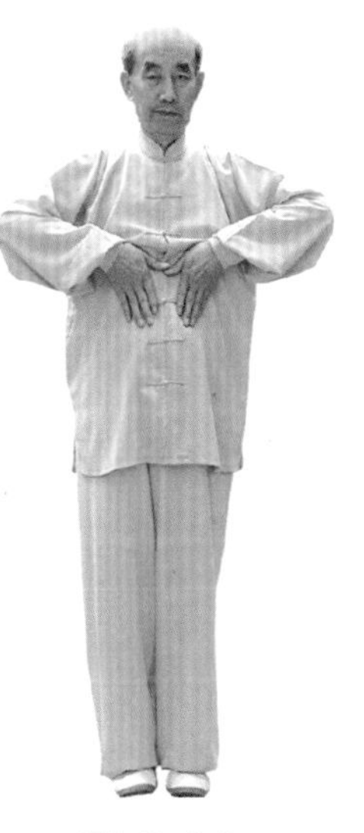

圖 2-16

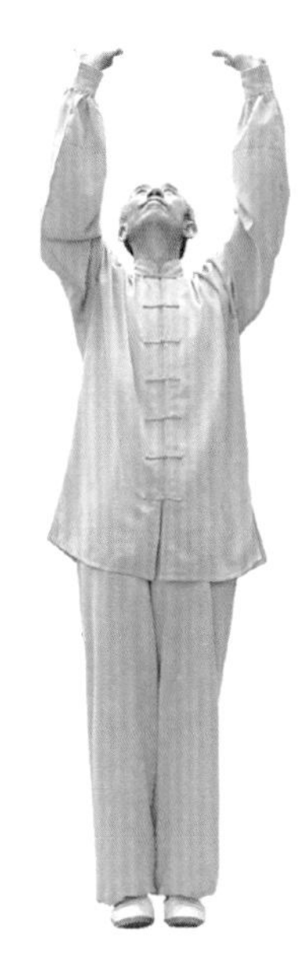

圖 2-17

動作不停，兩掌隨兩臂內旋伸肘蹺腕上托，兩臂自然伸直，掌心朝上，掌指朝後；仰面觀天（圖 2-17）。

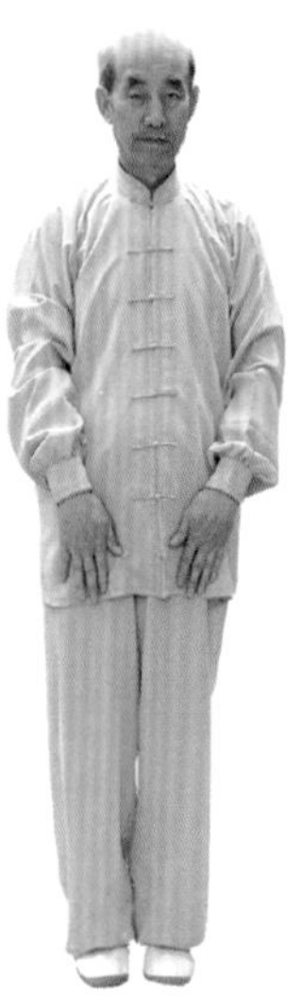

2.隨著呼氣，腳趾抓地，兩腿仍伸直，胸部微含；兩掌由前下落於大腿前部；眼平視前方（圖2-18）。

3、5、7同1；4、6、8同2。

圖 2-18

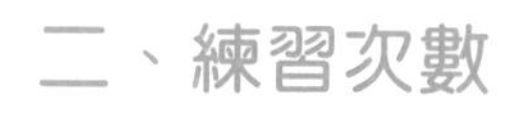

## 二、練習次數

共做兩個8拍。

## 三、要點提示

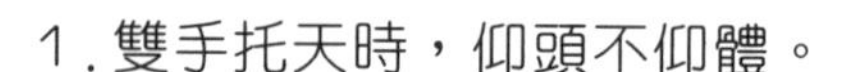

1.雙手托天時，仰頭不仰體。

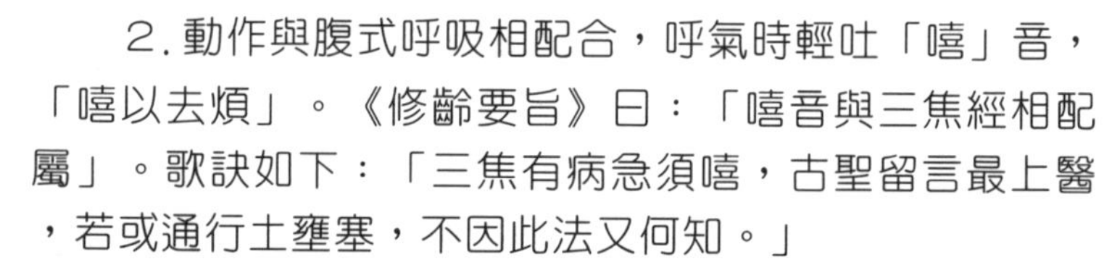

2.動作與腹式呼吸相配合，呼氣時輕吐「嘻」音，「嘻以去煩」。《修齡要旨》曰：「嘻音與三焦經相配屬」。歌訣如下：「三焦有病急須嘻，古聖留言最上醫，若或通行土壅塞，不因此法又何知。」

## 四、主要作用

手少陽三焦經與手厥陰心包經相表裏，而手少陽三焦經入屬上焦（心、肺）、中焦（脾、胃）、下焦（腎、膀胱、大腸、小腸、肝、膽），為陽氣之父；手厥陰心包經為陰血之母。因此「雙手托天」一勢，有助於改善全身五臟六腑之機能，增強正氣的抗邪能力，防止病邪之侵害。

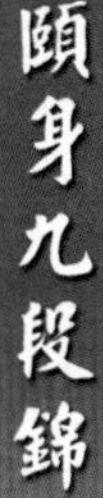



# 第五式　按點合谷

## 一、動作指南

第一個8拍：

1.隨著吸氣，左腳向左開步，略寬於肩，隨之重心移到兩腳之間，兩腿伸直；同時，兩掌隨兩臂外旋前擺至與肩平，掌心朝上；眼兼視兩掌（圖1-19）。

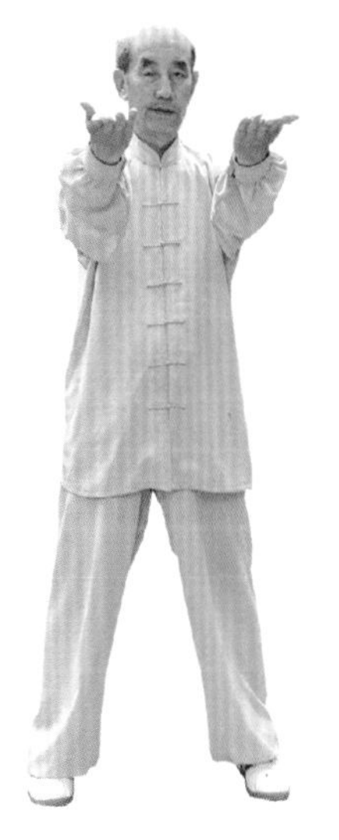

圖 2-19



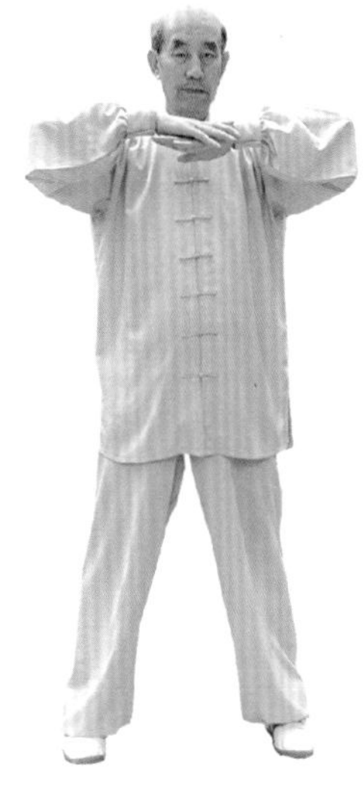

圖 2-20

動作不停，兩掌隨兩臂屈肘疊於胸前，掌心朝下，右掌在上，右拇指腹置於左合谷；眼平視前方（圖2-20）。

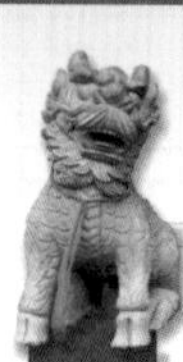





2. 隨著呼氣，兩腿伸直；同時，右拇指腹在其餘四指協同用力下掐鎖左合谷，將兩掌下落於襠前；眼平視前方（圖 2-21）。

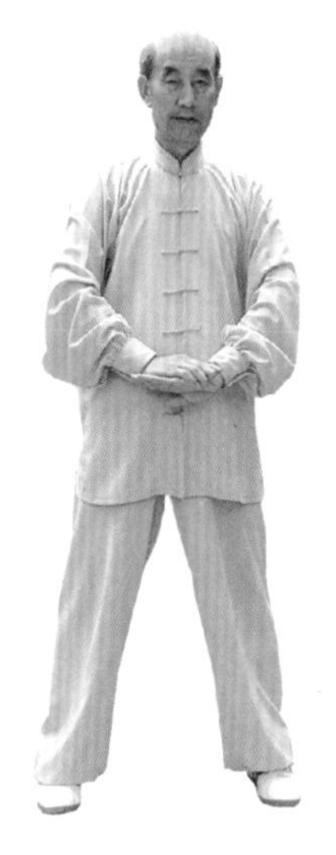

圖 2-21

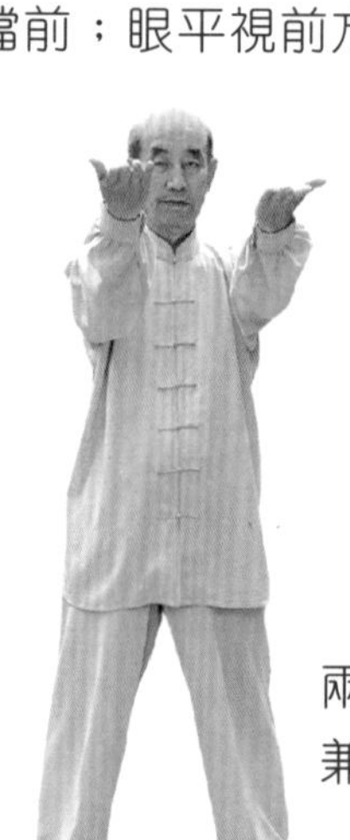

圖 2-22

3. 隨著吸氣，兩腿伸直，兩掌隨兩臂外旋前擺至與肩平，掌心朝上；眼兼視兩掌（圖 2-22）。

動作不停，兩掌隨兩臂屈肘疊於胸前，掌心朝下，左掌在上，左拇指腹置於右合谷（屬手陽明大腸經穴，在第一、二掌骨間，當第二掌骨中間之橈側肌肉隆起處）；眼平視前方（圖 2-23）。

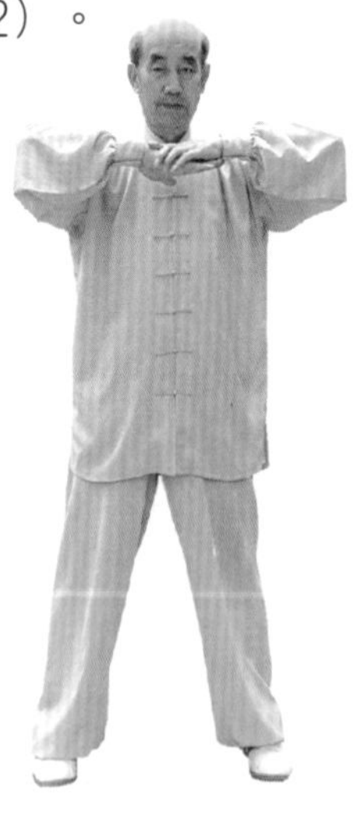

圖 2-23

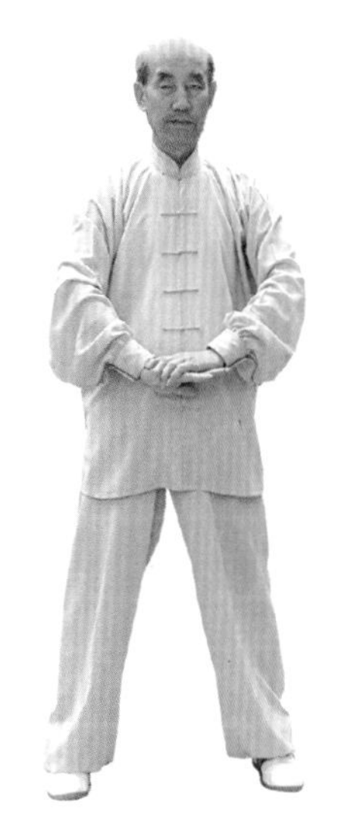
圖 2-24

4.隨著呼氣，兩腿伸直；同時，左拇指腹在其餘四指協同用力下掐鎖右合谷，將兩掌下落於襠前；眼平視前方（圖2-24）。

5、7同3；6同4。

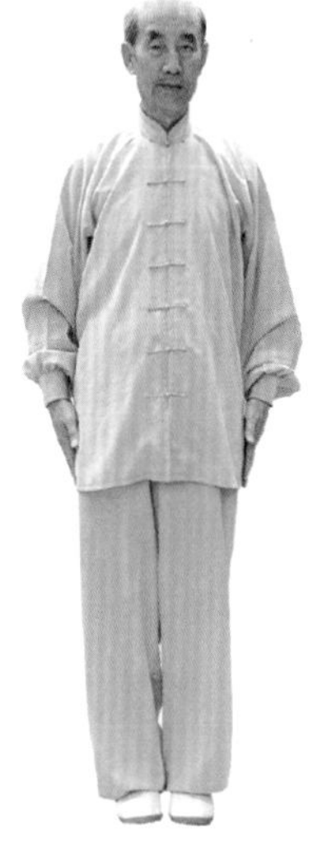
圖 2-25

8.隨著呼氣，重心移至右腳，隨之左腳向右腳併攏，兩腿由屈逐漸伸直；同時，左拇指腹在其餘四指協同用力下掐鎖右合谷，將兩掌下落於體側；眼平視前方（圖2-25）。

第二個8拍同第一個8拍，唯左右交換做動作。

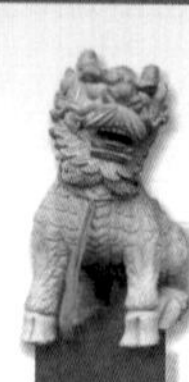



## 二、練習次數

共做兩個８拍。第二個８拍的第８拍，右手掐鎖合谷後，將兩掌同時垂於大腿前部；眼平視前方（圖 2-26）。

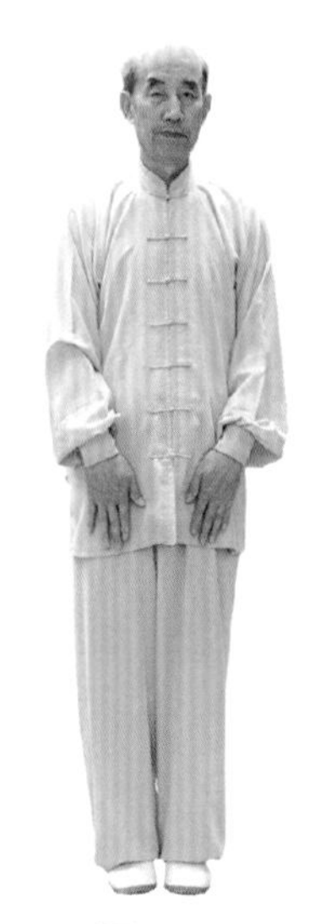

圖 2-26



## 三、要點提示

１.掐鎖合谷穴時力量逐的漸加大，以稍有酸脹感為度。

２.輕吸重呼，呼氣時輕吐「呬」音。

## 四、主要作用

民諺云：「推拿按點合谷，不用醫生把藥補。」說的是「合谷」穴，有強身健體之作用。究其原因，是由於合谷是手陽明大腸經之原穴，而大腸與肺相表裏。中醫認為：「五臟有疾，當取十二原。」故按點合谷，除了能提高身體抵抗力之外，還直接地對肺部各種疾患有防治作用。

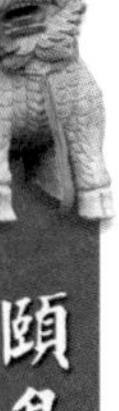



# 第六式　拍擊尺澤

## 一、動作指南

1. 隨著吸氣，兩腿伸直，兩掌沿任脈兩側摩運至胸前；眼平視前方（圖 2-27）。

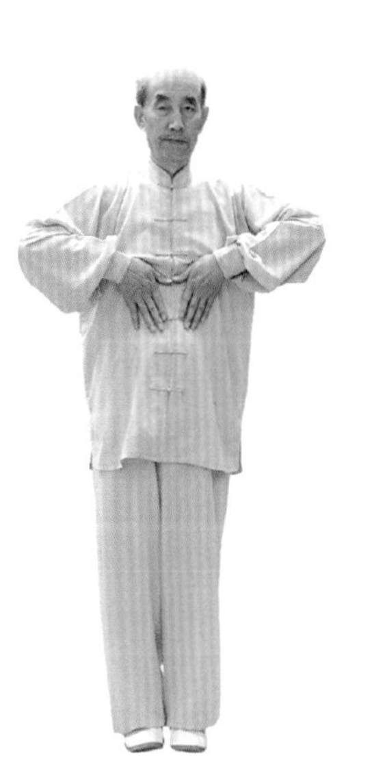

圖 2-27



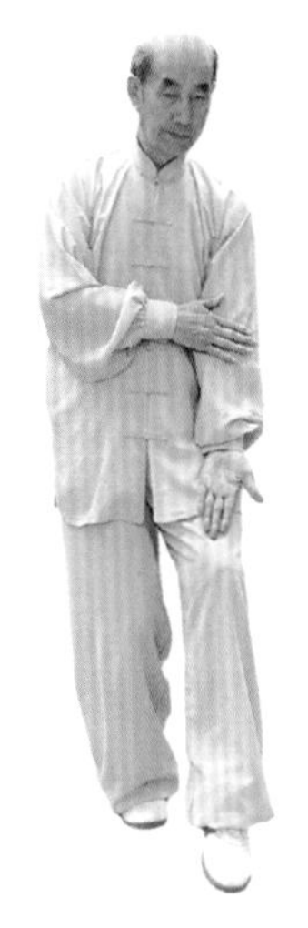

圖 2-28

動作不停，隨著呼氣，右腿下蹲，左腳向前上步，腳尖點地成左虛步；同時，右掌拍擊左尺澤（尺澤：屬肺經之合穴，位於肘橫紋橈側盡頭）；眼之餘光看右掌（圖 2-28）。

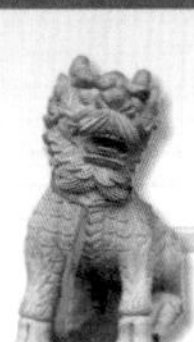





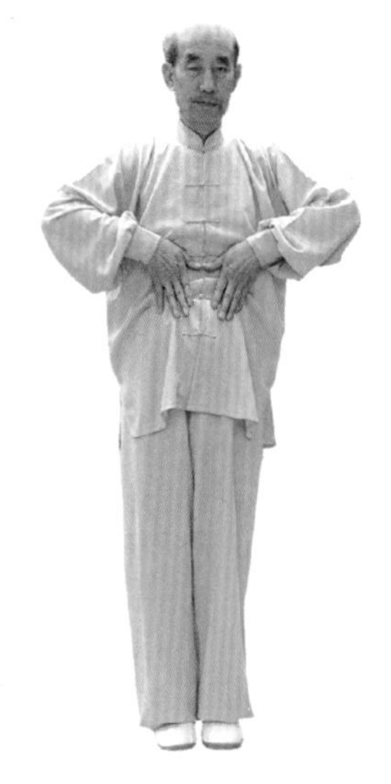

圖 2-29

2. 隨著吸氣，左腳向右腳併攏，兩腿伸直；同時，兩手經腹前摩運至胸前；眼平視前方（圖 2-29）。

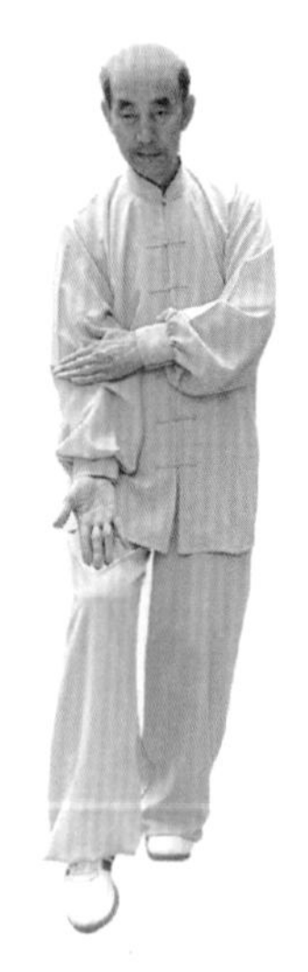

圖 2-30

動作不停，隨著呼氣，左腿下蹲，右腳向前上步，腳尖點地成右虛步；同時，左掌拍擊右尺澤穴；眼之餘光看左掌（圖 2-30）。

3、5、7同1；4、6、8同2。

## 二、練習次數

共做兩個８拍。第二個８拍的第８拍右腳向左腳併攏，兩腿伸直；同時兩手垂於體側；眼平視前方（圖2-31）。

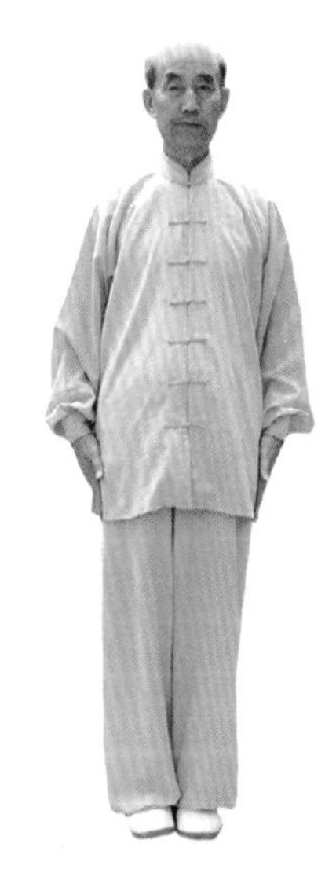

圖 2-31

## 三、要點提示

1.拍擊尺澤穴時，以稍有疼痛為度。

2.動作與呼吸緊密配合，呼氣時輕吐「呬」音。

## 四、主要作用

由於經絡內聯臟腑、外絡肢節，是人身氣血運行的道路。所以，外邪通過體表可以使內臟異常，而內臟有病亦可以傳至體表。中醫認為：「心肺有邪，其氣留於兩肘」。「拍擊尺澤」一勢，即是根據這一個理論而安排的，即由拍擊此穴（尺澤）有助於防治肺部疾患。

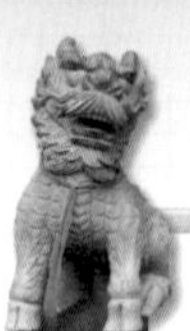



# 第七式　三陽開泰

此處的「三」，是指足三里；「陽」，是指足陽明胃經。「開泰」，指安泰，即吉祥之意。

## 一、動作指南

1.隨著吸氣，兩掌上舉於胸前，掌心相對，兩掌之間的距離約 10 公分（圖 2-32）。

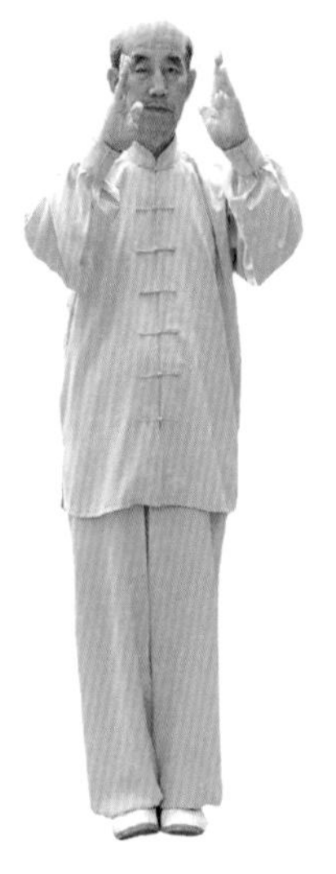

圖 2-32

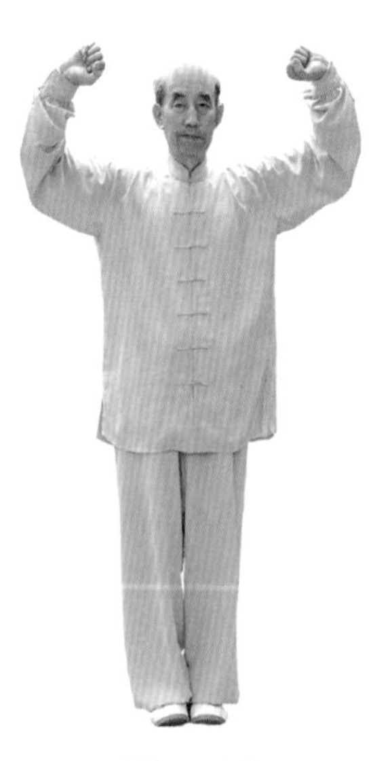

圖 2-33

繼而，兩掌分別向左右展開握拳於頭之兩側；眼平視前方（圖 2-33）。

隨著呼氣，兩腿下蹲，上體前俯，兩拳變掌分別拍擊左右腿之足三里（足三里：屬足陽明胃經穴，位於外膝眼下三寸許，脛骨後一橫指）；眼之餘光兼視兩掌（圖 2-34）。

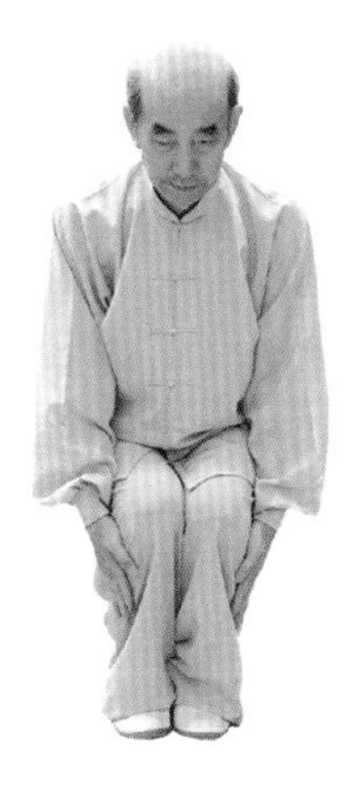

圖 2-34

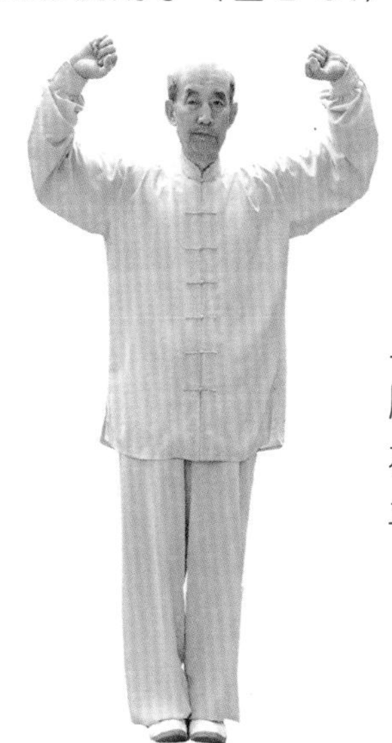

圖 2-35

2. 隨著吸氣，兩腿伸直，上體直起；同時，兩掌上舉於胸前，掌心相對，接著分別向左右展開握拳於頭之兩側；眼平視前方（圖 2-35）。



隨著呼氣，兩腿下蹲，上體前俯，兩拳變掌分別拍擊左右腿之足三里；眼之餘光兼視兩掌（圖 2-36）。

3、5、7同1；4、6、8同2。

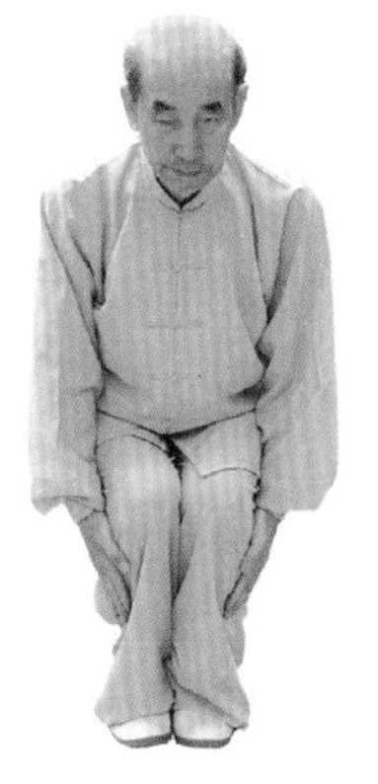

圖 2-36

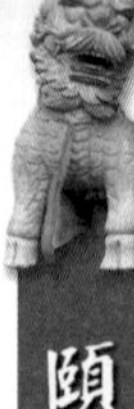





## 二、練習次數

共做兩個8拍。第二個8拍的第8拍，兩腿伸直，兩掌垂於體側；眼平視前方（圖2-37）。

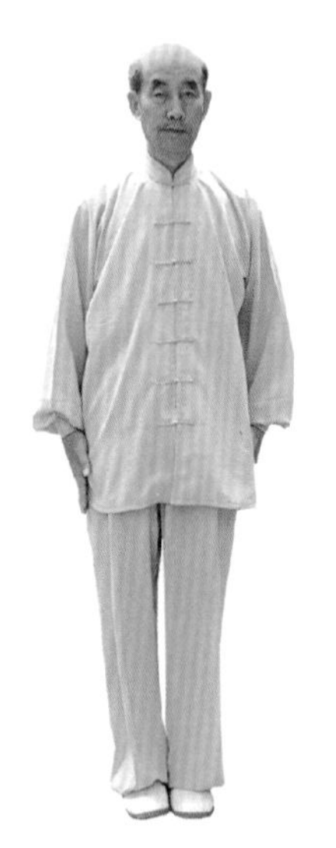

圖 2-37

## 三、要點提示

1.拍擊足三里穴，動作宜連貫，以稍有疼痛為度。
2.動作與呼吸緊密配合，呼氣時，輕吐「呼」音。

## 四、主要作用

民諺裡有云：「針刺拍擊足三里，勝過吃一隻老母雞。」中醫經絡學告訴我們，足陽明胃經是多氣多血之經脈，足三里是全身性強壯穴，有顯著的保健作用。

# 第八式　氣息歸元

## 一、動作指南

1. 隨著吸氣，左腳向左開步，略寬於肩，腳尖向前；同時，兩掌隨兩臂內旋分別向左右撐掌，臂與上體夾角約為 45 度，繼而，兩臂外旋使掌心朝前；眼看左掌（圖 2-38）。

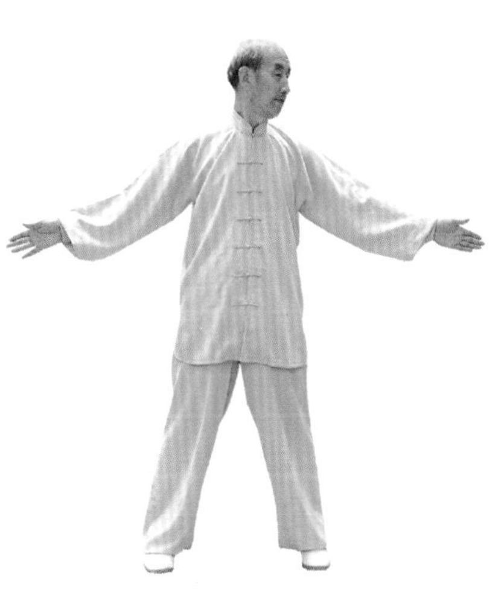
圖 2-38

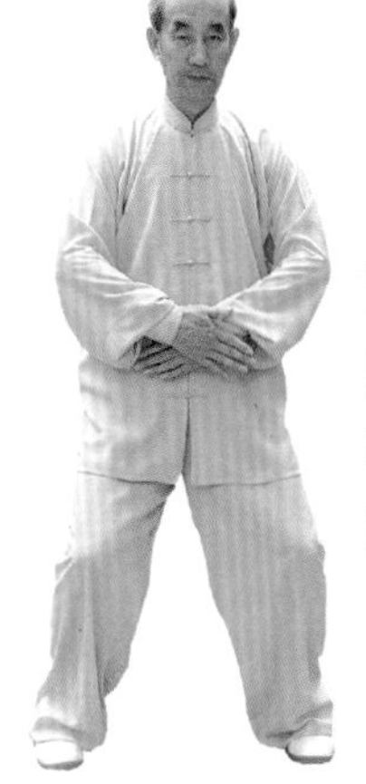
圖 2-39

2. 隨著呼氣，兩腿半蹲，兩掌向前合抱疊於氣海，左掌在裏；眼平視前方（圖 2-39）。

3. 隨著吸氣，兩腿伸直，兩掌隨兩臂先外旋、後內旋經面前向上托起，兩臂自然伸直，掌心朝上，掌指相對；眼平視前方（圖 2-40）。

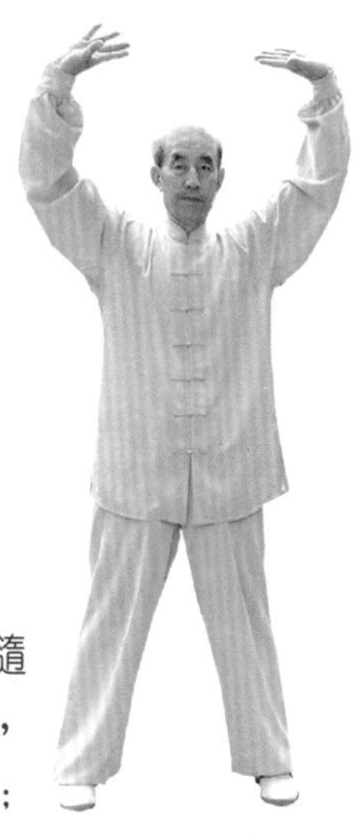
圖 2-40

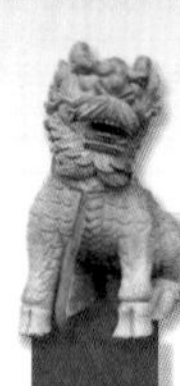



4. 隨著呼氣，兩腿仍伸直，兩掌由前下落於體側；眼平視前方（圖 2-41）。

5～8同1～4，唯左右交換做動作。

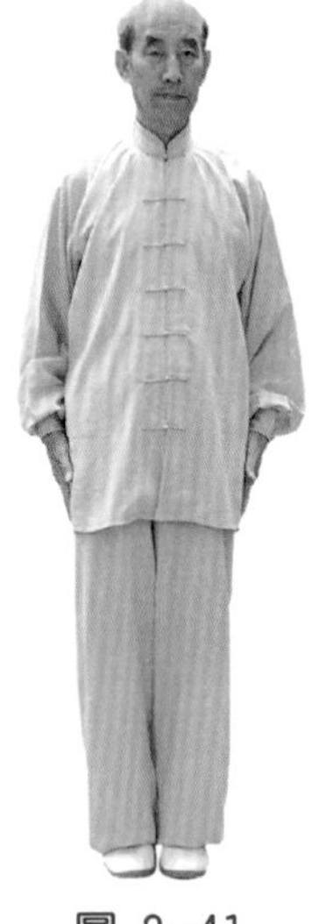

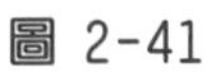
圖 2-41

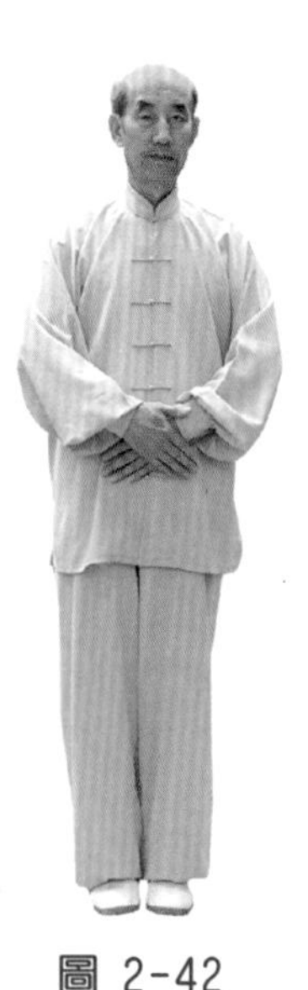

圖 2-42

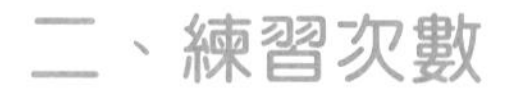

## 二、練習次數



共做兩個8拍。第二個8拍的第8拍，兩掌疊於丹田，男性左手在裏，女性右手在裏（圖 2-42）。

## 三、要點提示

1. 兩臂內旋左右撐掌時，拇指宜協同用力。

2. 動作與呼吸相配合，呼氣時輕吐「呼」音。

## 四、主要作用

「氣海」，屬丹田之一穴。顧名思義，氣海是生氣之海，它是身體之要穴，是生命之根本。

「氣息歸於氣海」，有助於壯中氣、補元氣，滋養臟腑，特別是對脾肺二臟之虛症（如：乏力、氣短、食慾不佳）有益。

# 第九式　吞津咽液

## 一、動作指南

第一個8拍：

上下唇微合，上下排牙齒相叩，每一拍叩9次（圖略）。

第二個8拍：

赤龍（舌）在口腔內左右攪拌，一左一右為一次，共做8次（圖略）。

## 二、練習次數

共做兩個8拍。做完後，將口中唾液分三口咽下，將兩手垂於體側；眼平視前方（圖2-43）。

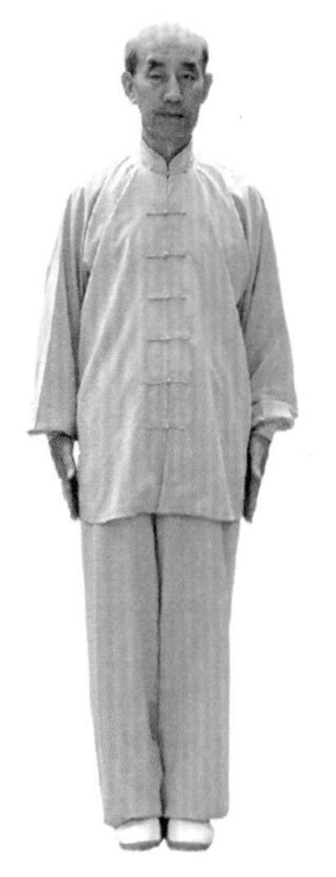

圖 2-43

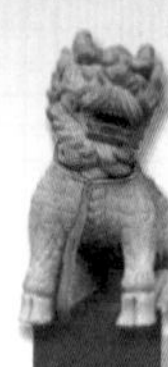



## 三、要點提示

1. 牙齒相叩時，宜兩唇輕閉，有彈性。

2. 赤龍攪海時，宜在齒內進行，並應連貫不滯。

## 四、主要作用

1.《千金要方》云：「人當朝朝服食玉泉，啄齒使人丁壯有顏色。玉泉者，口中唾也。」

2. 明．龔居中云：「津即咽下，在心化血、在肺助氣、在脾養神、在肝明目、在腎生精，自然百骸調暢，諸病不生。」

3.古人造「活」字，即是「舌」旁加「水」（氵）。

4.現代醫學研究證明，口中唾液內除了含水外，還含有澱粉酶、溶菌酶、黏液蛋白酶、免疫球蛋白、無機鹽、鹼性離子和多種活性因子，不僅能幫助消化吸收，改善糖代謝，中和胃酸，保護胃黏膜，還有殺滅細菌、解毒、免疫、抗衰等多種功能。

## 結束勢：

「頤身九段錦」，練習結束。希望大家堅持鍛鍊，充滿信心，健康長壽，永保青春。

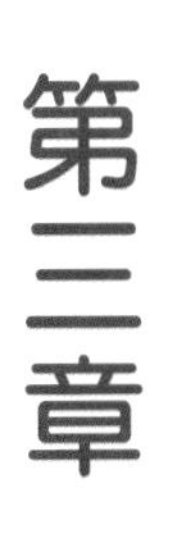

# 第三章　連續套路示範（坐勢）

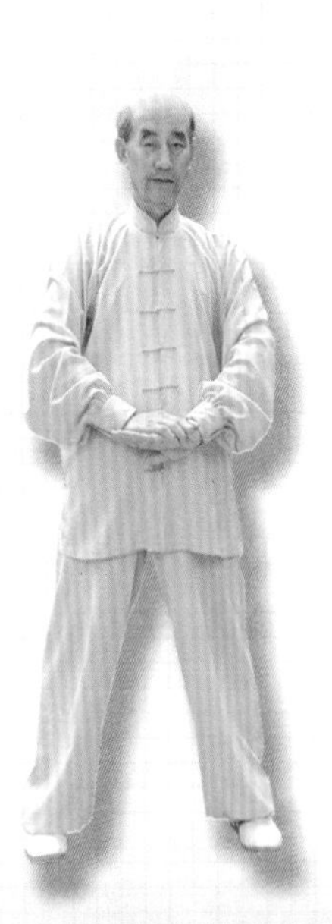

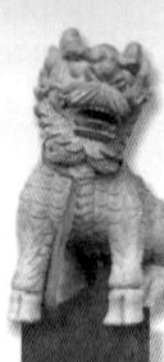



# 頤身九段錦(坐勢)

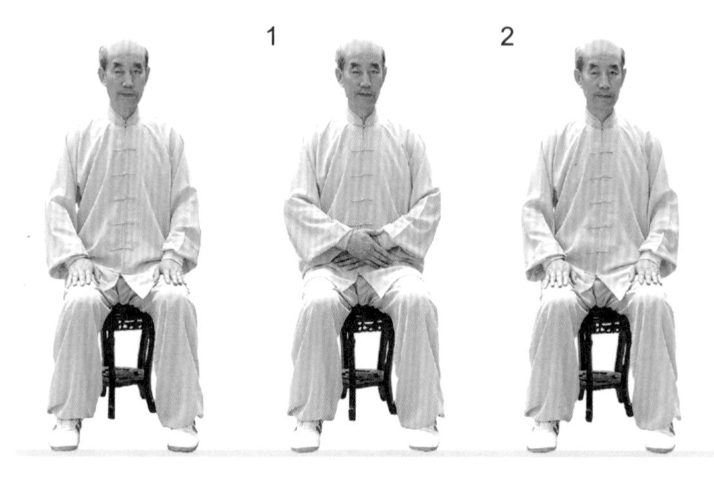




## 第一式 乾浴迎香

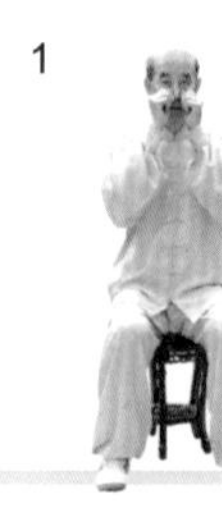


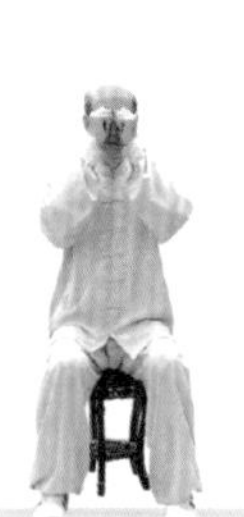

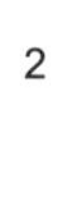

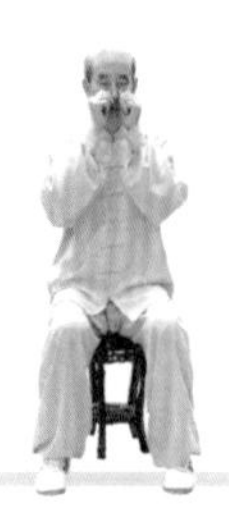


3、5、7同1；

4、6、8同2。

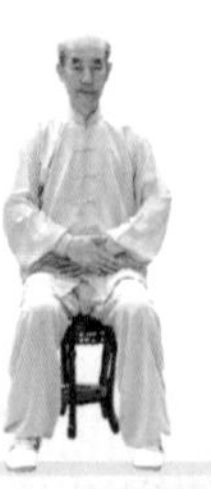

練習次數

共做兩個8拍。第二個8拍的第8拍，兩拇指背從睛明摩運到迎香後，兩掌疊於曲骨穴，左掌在裏；眼平視前方。

## 第二式　摩運丹田

1

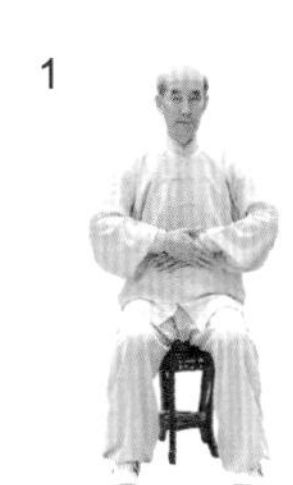

2

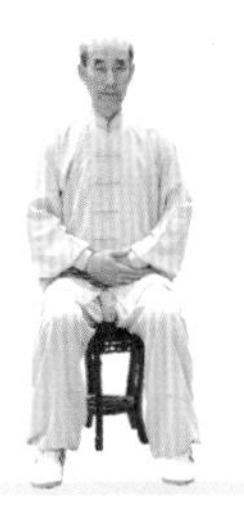

3、5、7同1；4、6、8同2。

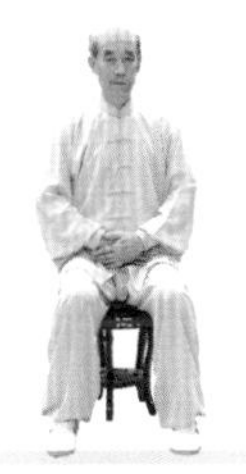

練習次數

共做兩個8拍。第二個8拍換右手在裏。

## 第三式　掌抱崑崙

1

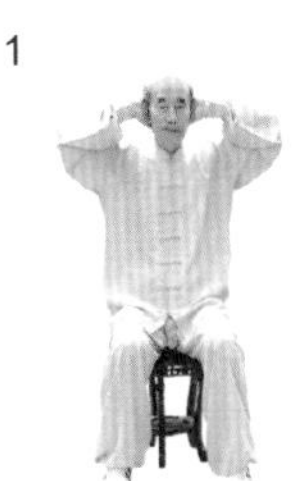

2

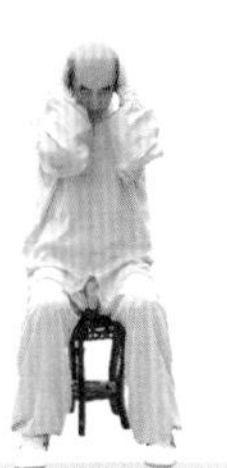

3

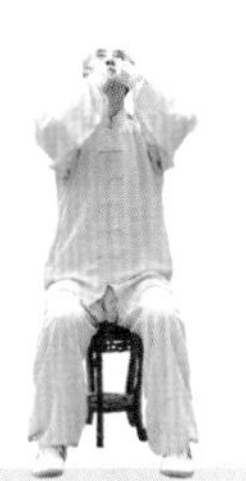

4

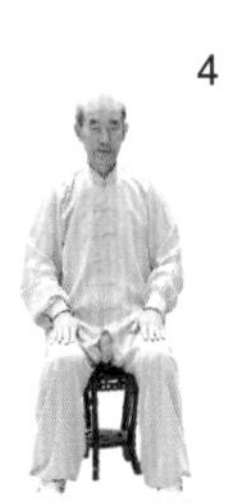

5—8同1—4，唯左右交換做動作。

練習次數

共做兩個8拍。

## 第四式　雙手托天

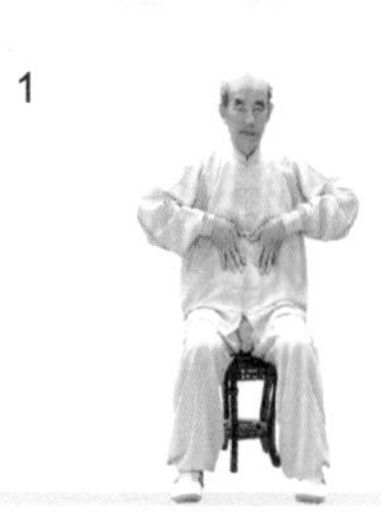
1

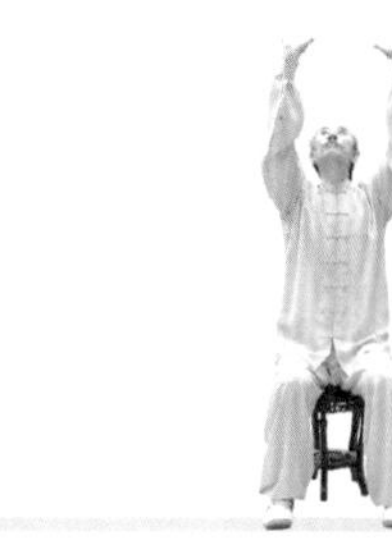

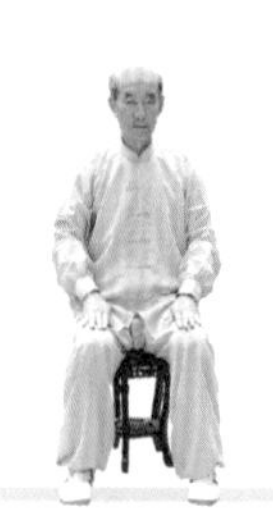
2

3、7同1；4、6、8同2。

練習次數

共做兩個8拍。



## 第五式　按點合谷

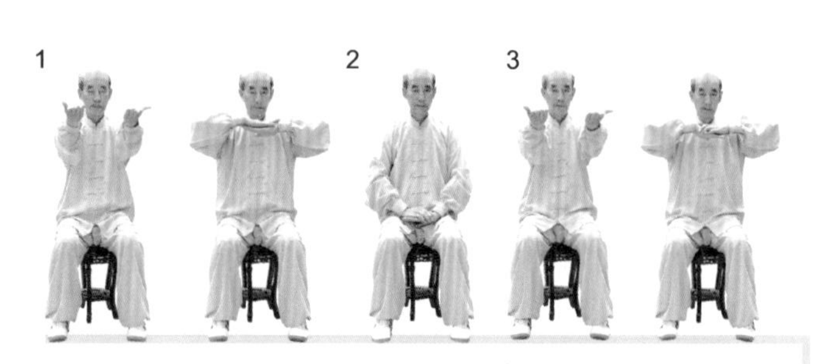
1　2　3

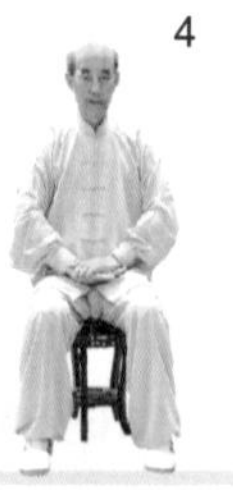
4

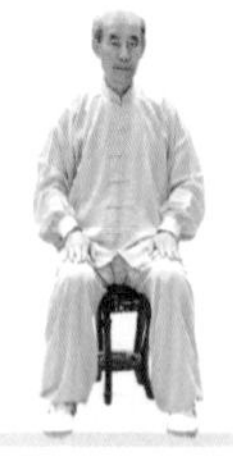

5同1；6同2；7同3；8同4。

練習次數

共做兩個8拍。第二個8拍的第8拍，兩掌回落於大腿上。

## 第六式　拍擊尺澤

1　2

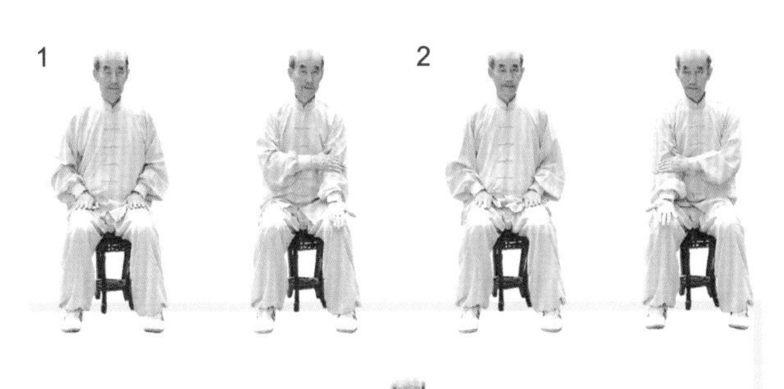

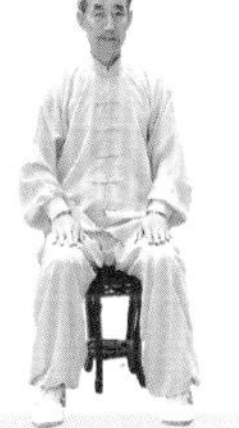

3、5同1；4、6、8同2。

練習次數

共做兩個8拍。第二個8拍的第8拍，兩掌均分別置於大腿之上。

## 第七式　三陽開泰

1　2

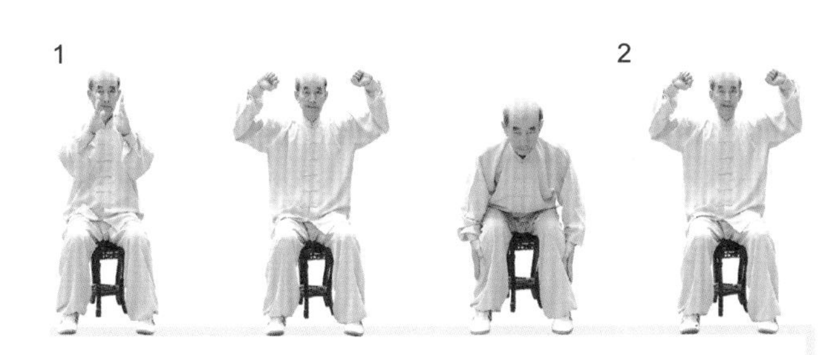

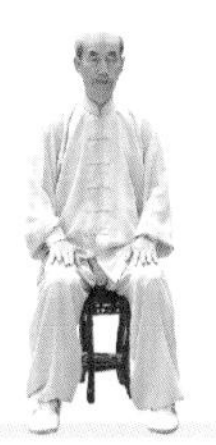

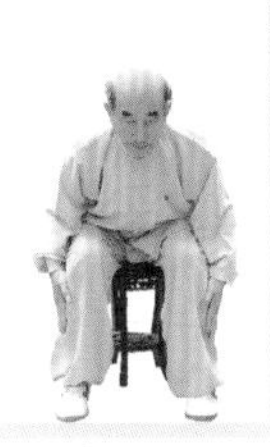

3、5同1；4、6、8同2。

練習次數

共做兩個8拍。第二個8拍的第8拍，兩掌均分別置於大腿之上。

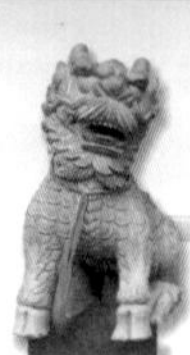

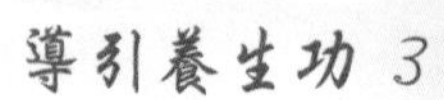

## 第八式 氣息歸元

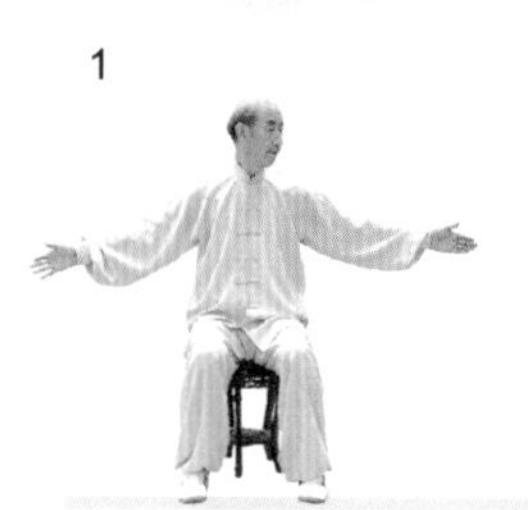

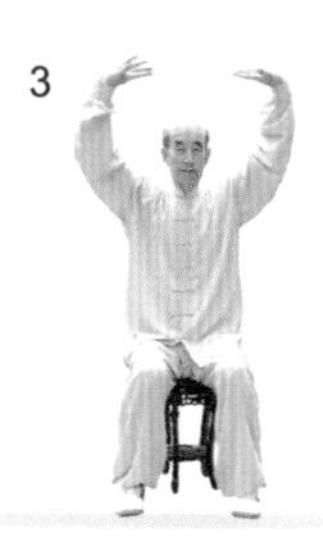

5—8同1—4，唯左右交換做動作。

練習次數

共做兩個8拍。第二個8拍的第8拍，兩掌疊於丹田，男性左手在裏，女性右手在裏。

## 第九式 呑津咽液

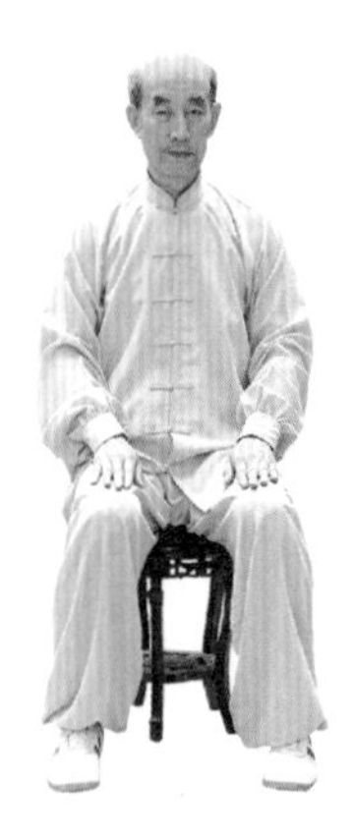

練習次數

共做兩個8拍。做完後，口中唾液分三口咽下，將兩手回置於大腿之上，成正身端坐勢；眼平視前方。

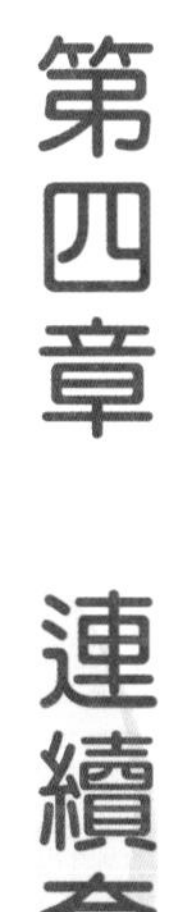

# 第四章　連續套路示範（站勢）

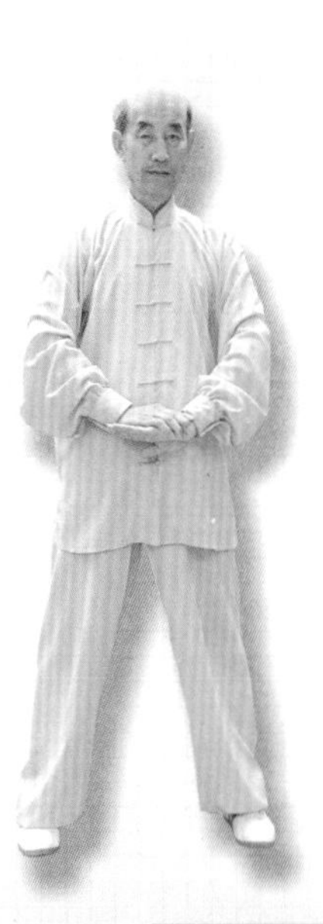

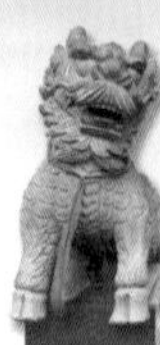



# 頤身九段錦(站勢)

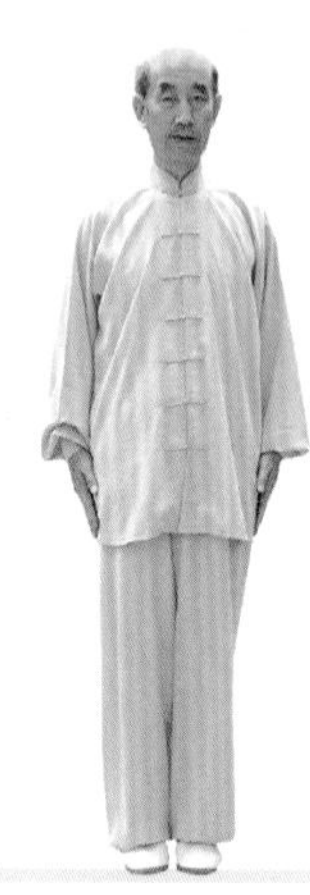

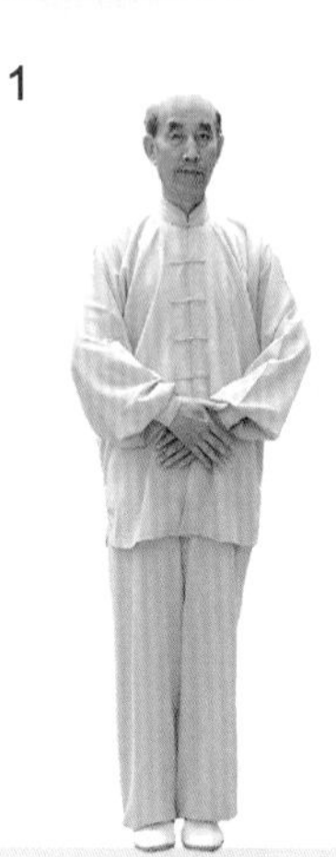
1

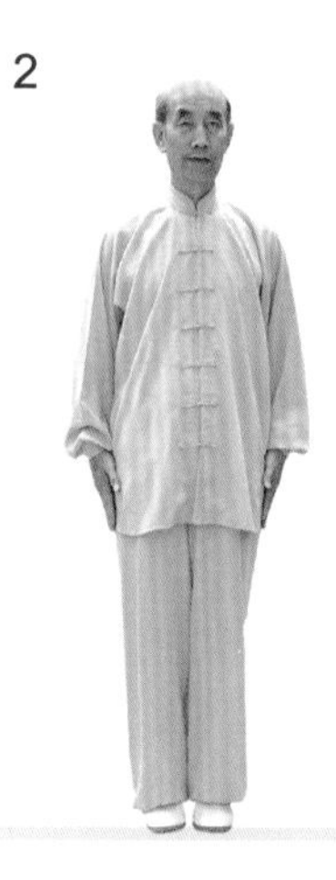
2



## 第一式 乾浴迎香

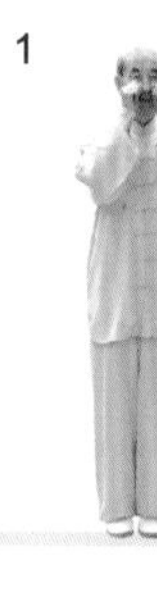
1

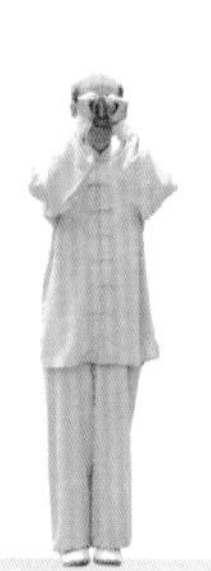

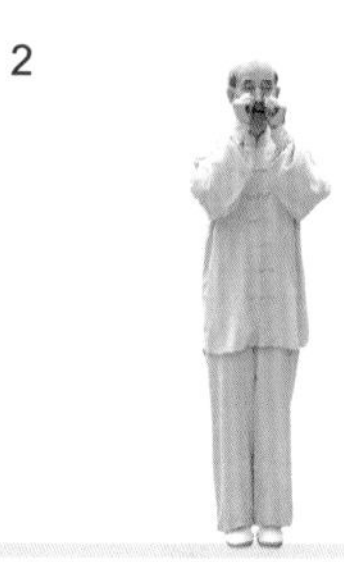
2

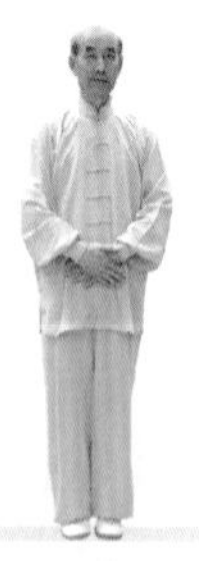

3、5、7同1；
4、6、8同2。

練習次數

共做兩個8拍。第二個8拍的第8拍，兩拇指背從睛明摩運到迎香後，隨之將兩掌疊於曲骨穴，左掌在裏。

## 第二式　摩運丹田

1

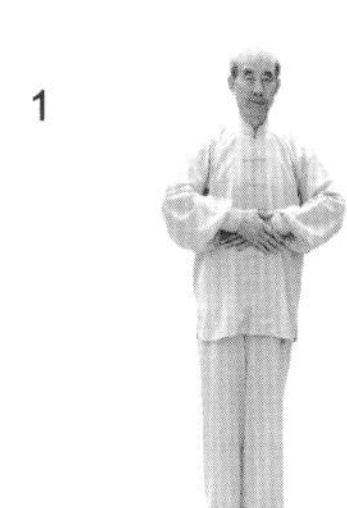

2

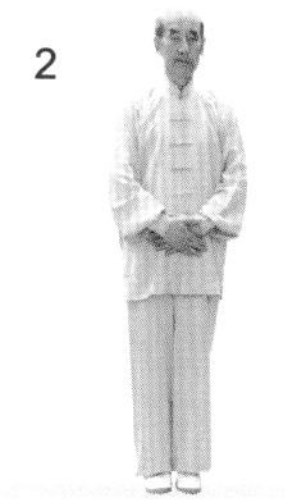

3、5、7同1；4、6、8同2。

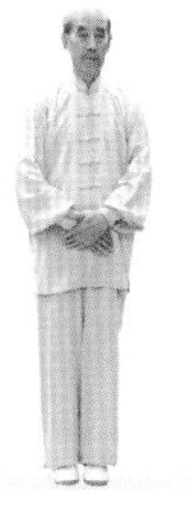

練習次數

共做兩個8拍。第二個8拍換右手在裏。



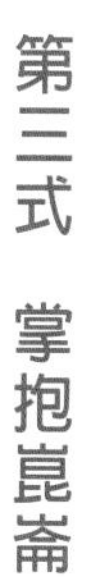

## 第三式　掌抱崑崙

1

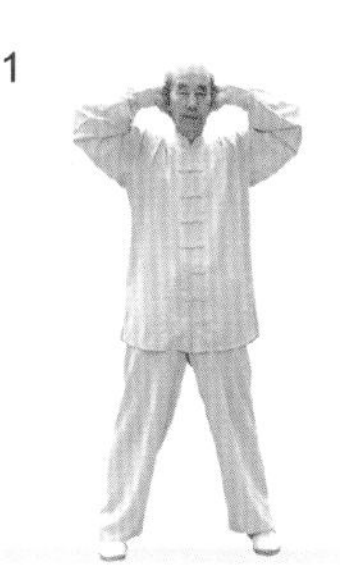

2

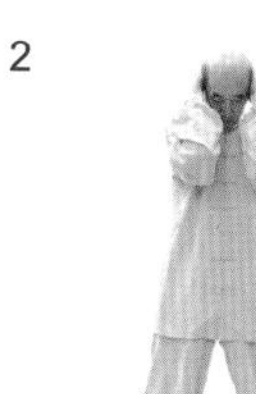

3

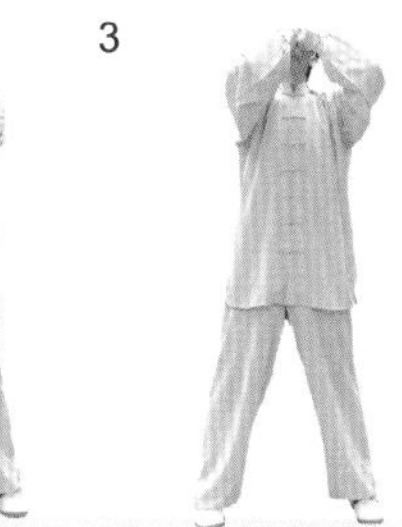

4

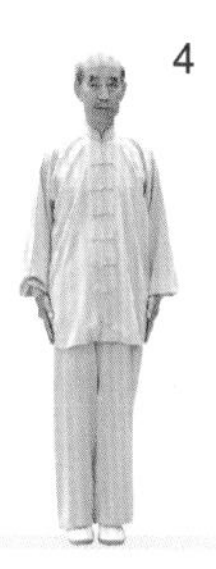

5—8同1—4，唯左右交換做動作。

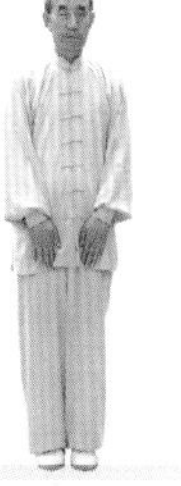

練習次數

共做兩個8拍。第二個8拍的第8拍，兩掌分別落於大腿前部。

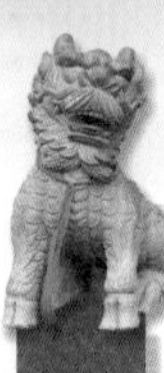





## 第四式　雙手托天

1

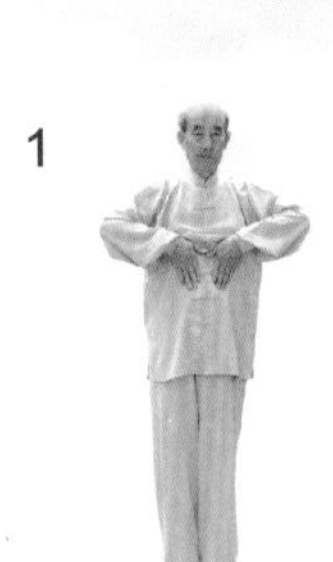

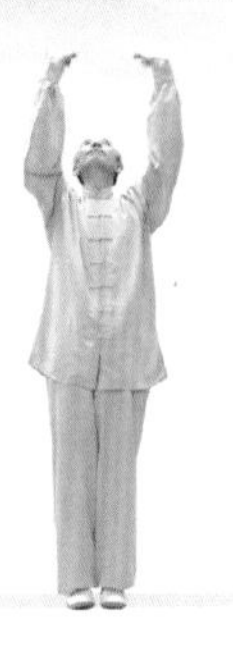

2

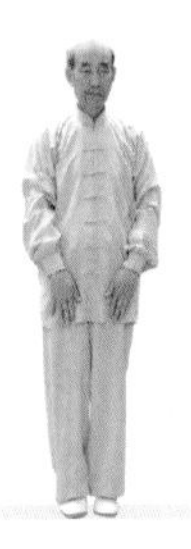

3、5、7同1；4、6、8同2。

練習次數

共做兩個8拍。

## 第五式　按點合谷

1　2　3

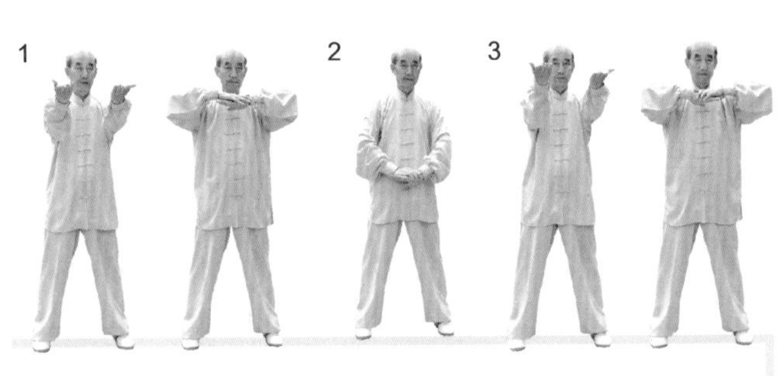

4

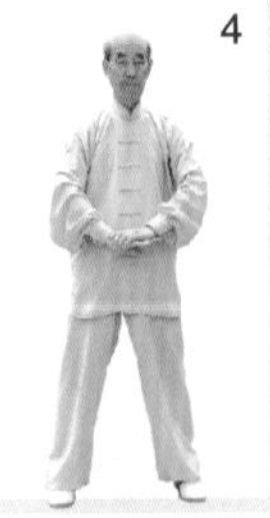

5、7同3；6同4。

8

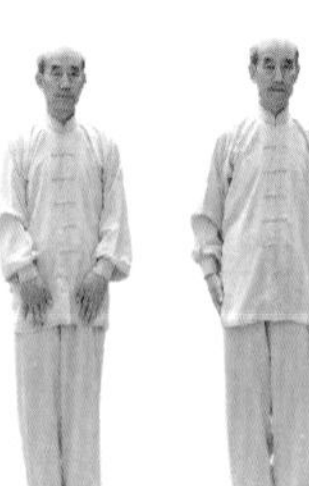

練習次數

共做兩個8拍。第二個8拍的第8拍，右手掐鎖合谷後，將兩掌同時垂於大腿前部；眼平視前方。

## 第六式　拍擊尺澤

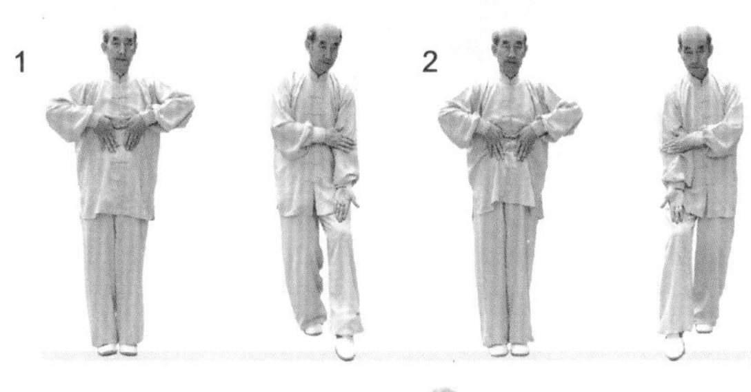


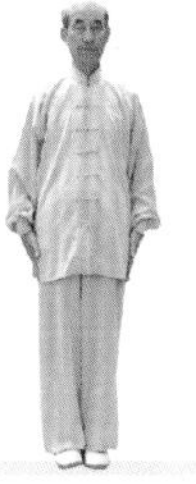

3、5、7同1；
4、6、8同2。

練習次數

共做兩個8拍。第二個8拍的第8拍右腳向左腳併攏，兩腿伸直；同時兩手垂於體側；眼平視前方。



## 第七式　三陽開泰

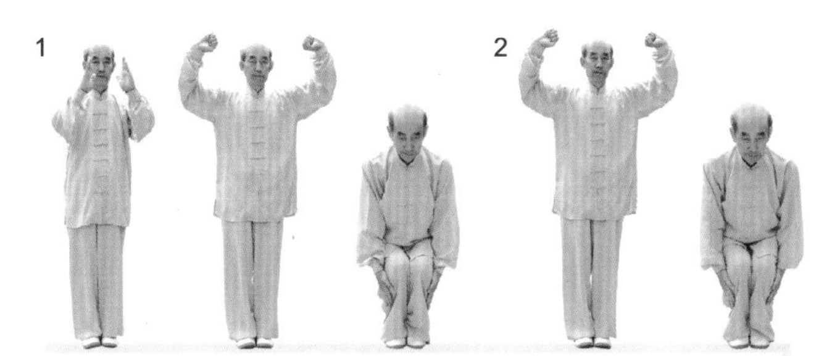


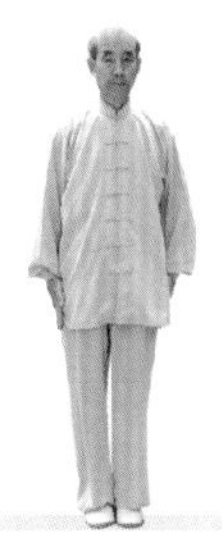

3、5、7同1；
4、6、8同2。

練習次數

共做兩個8拍。第二個8拍的第8拍，兩腿伸直，兩掌垂於體側；眼平視前方。

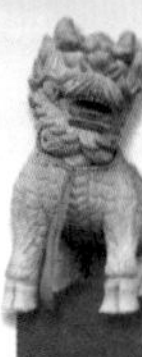



## 第八式 氣息歸元

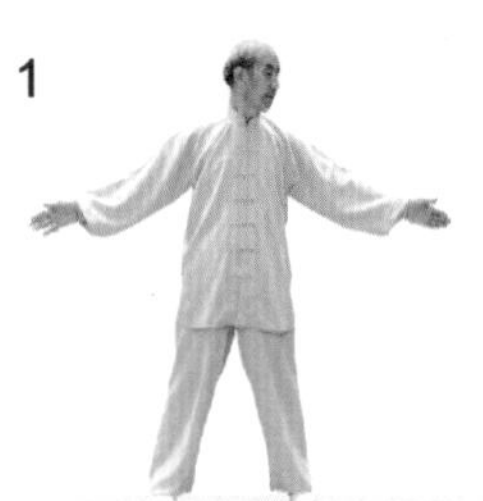


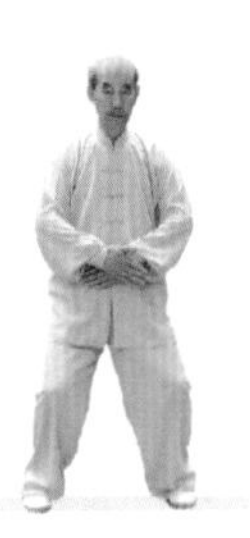

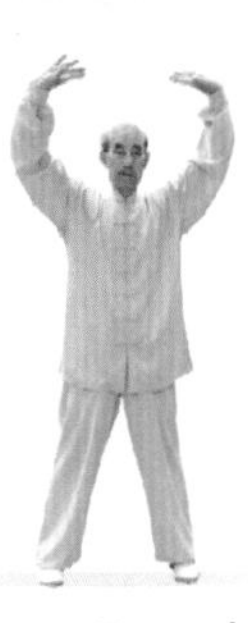


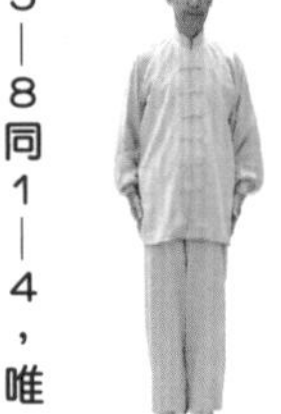


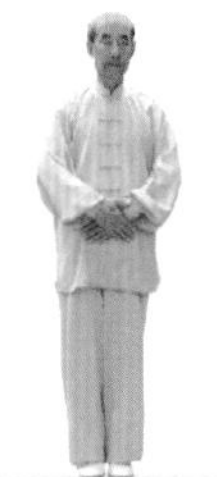

5—8同1—4，唯左右交換做動作。

練習次數

共做兩個8拍。第二個8拍的第8拍，兩掌疊於丹田，男性左手在裏，女性右手在裏。



## 第九式 吞津咽液

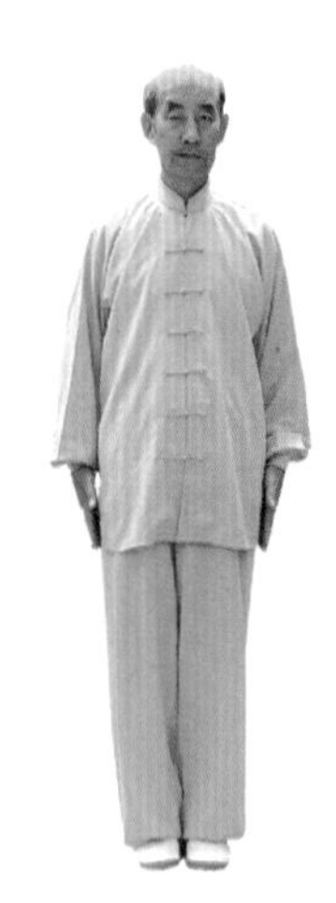

練習次數

共做兩個8拍。做完後，將口中唾液分三口咽下，將兩手垂於體側；眼平視前方。

# 第五章　經絡圖

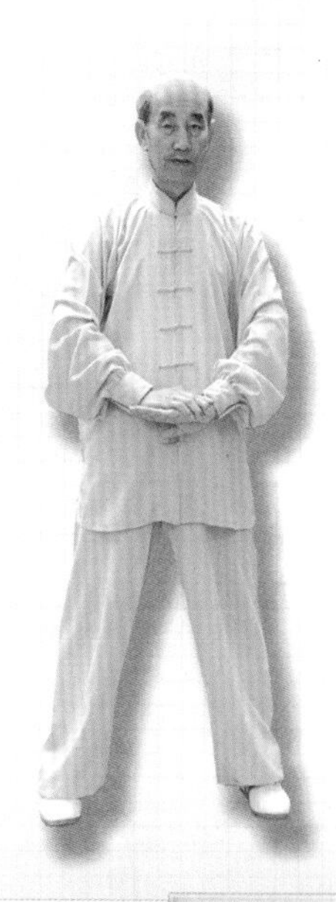

## 手太陰肺經

雲門
中府
天府
俠白
尺澤
列缺
太淵
魚際
少商



## 手陽明大腸經

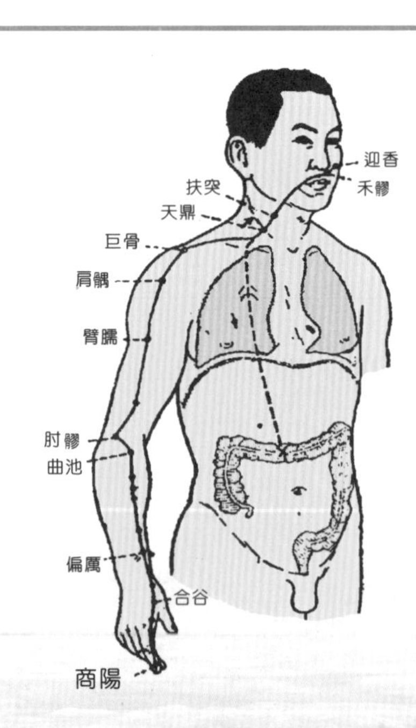

## 足陽明胃經

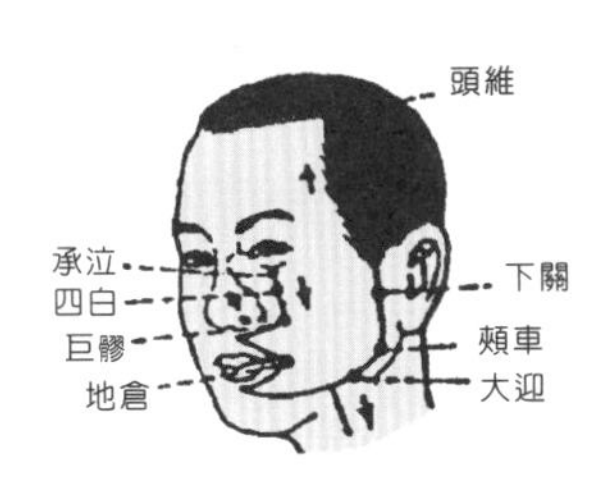
頭維
承泣
四白
巨髎
地倉
下關
頰車
大迎

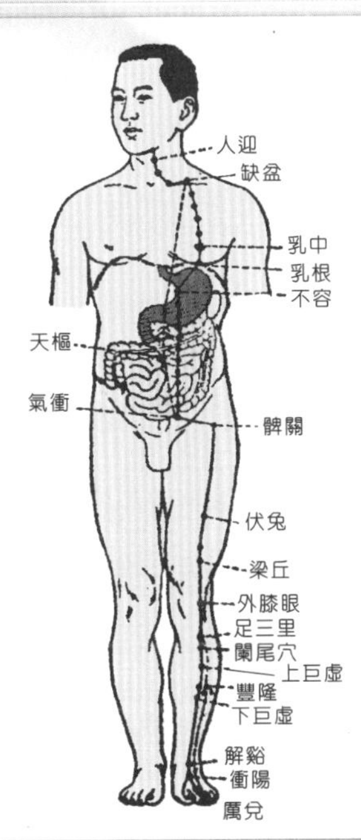
人迎
缺盆
乳中
乳根
不容
天樞
氣衝
髀關
伏兔
梁丘
外膝眼
足三里
闌尾穴
上巨虛
豐隆
下巨虛
解谿
衝陽
厲兌

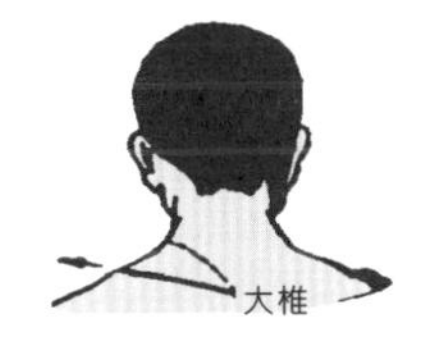
大椎

## 足太陰脾經

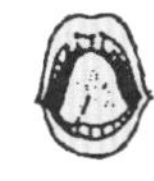

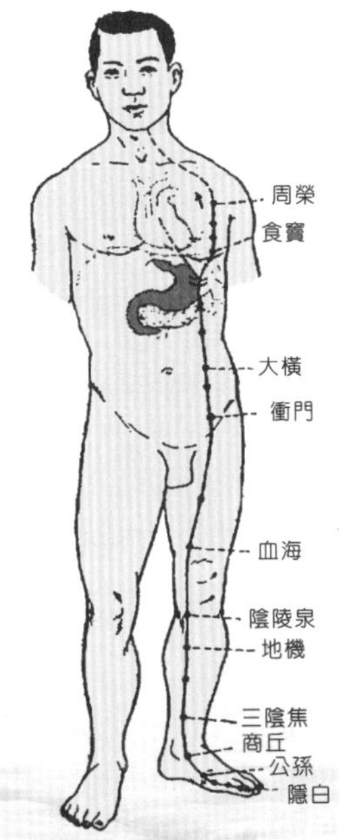
周榮
食竇
大橫
衝門
血海
陰陵泉
地機
三陰焦
商丘
公孫
隱白

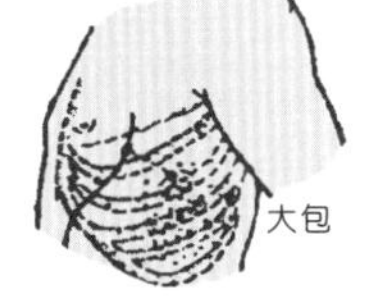
大包

手少陰心經

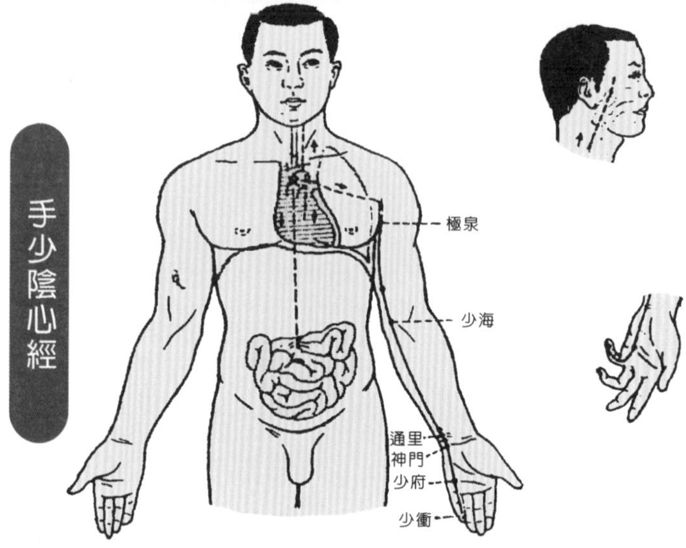




手太陽小腸經

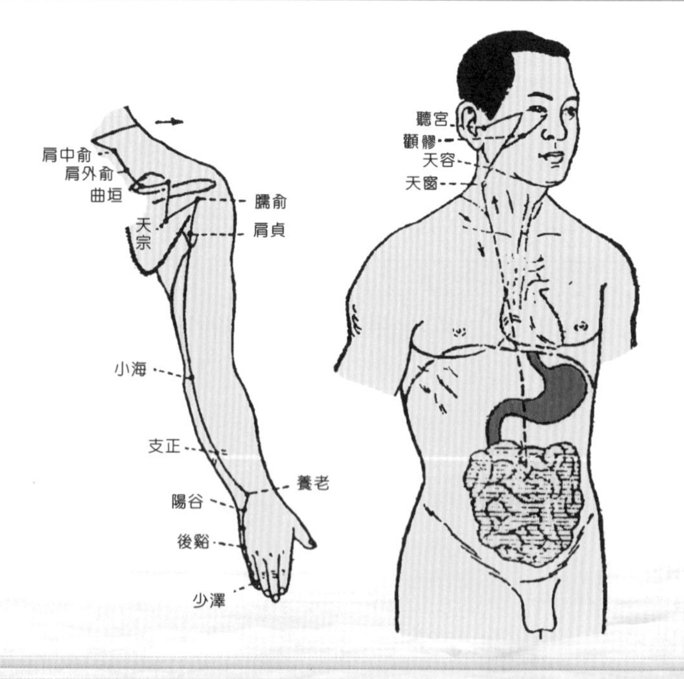

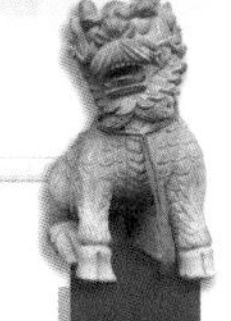





足太陰膀胱經

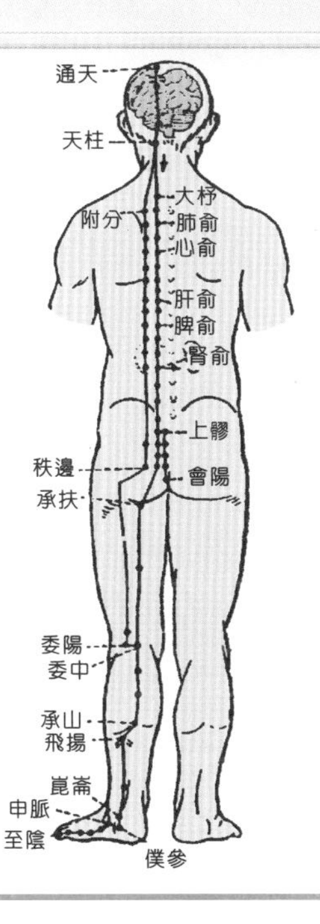


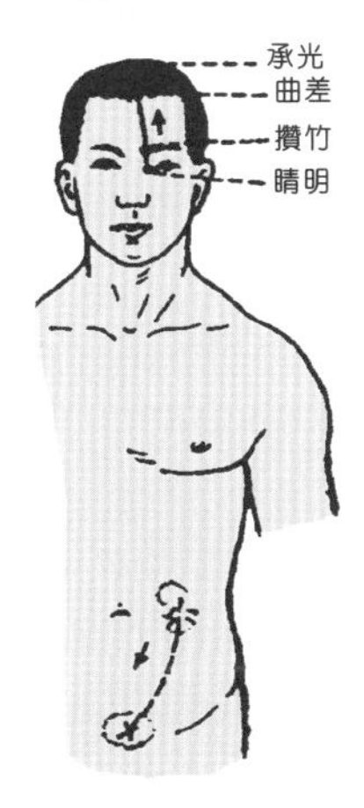


足少陰腎經

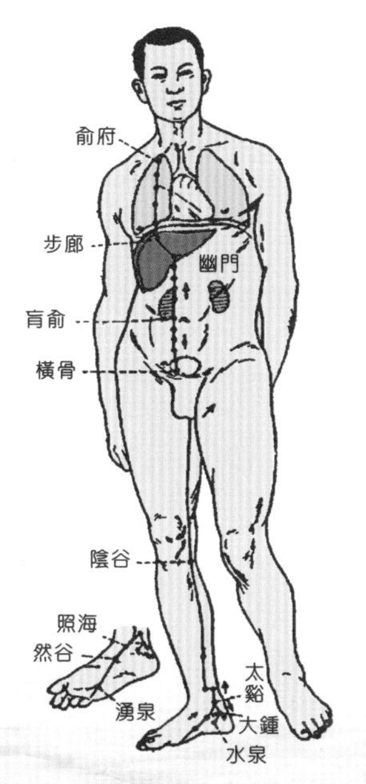


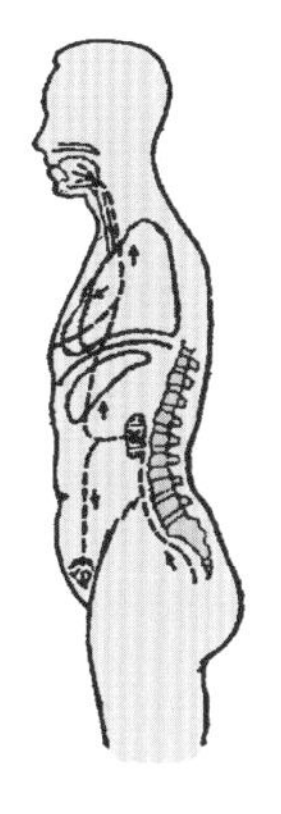

手厥陰心包經

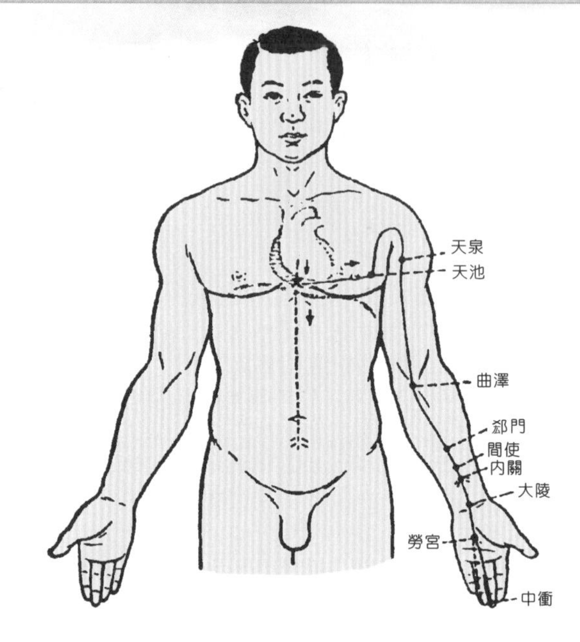


手少陰三焦經

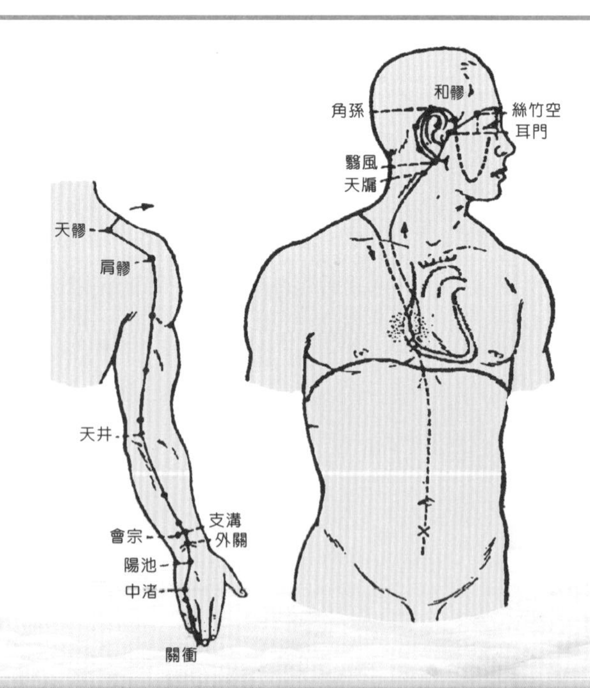

足少陽膽經

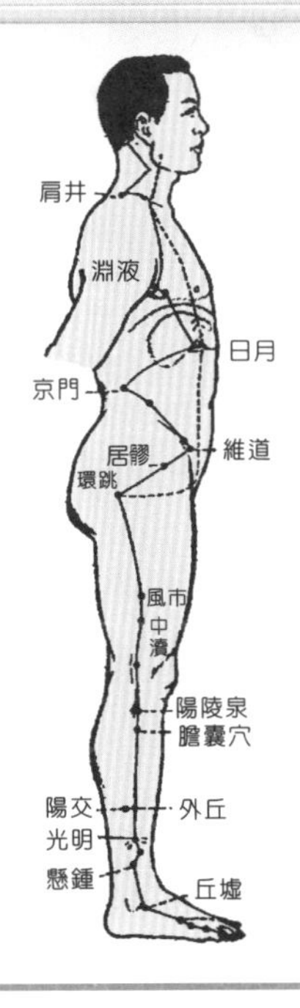
肩井
淵液
日月
京門
居髎
維道
環跳
風市
中瀆
陽陵泉
膽囊穴
陽交
外丘
光明
懸鍾
丘墟

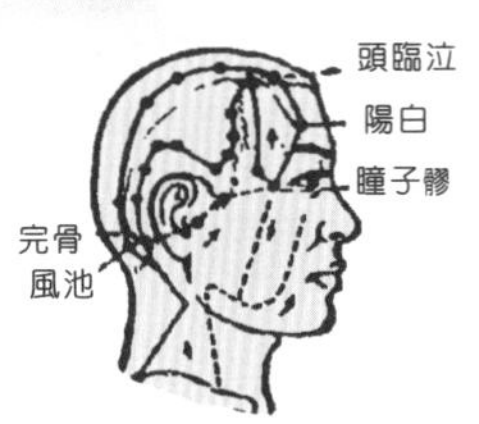
頭臨泣
陽白
瞳子髎
完骨
風池

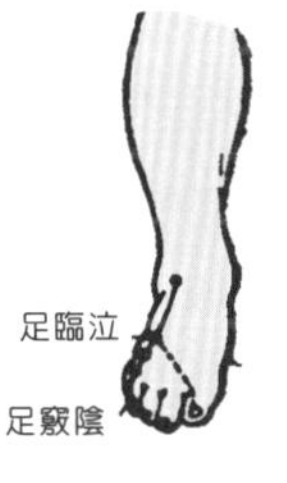
足臨泣
足竅陰

足厥陰肝經

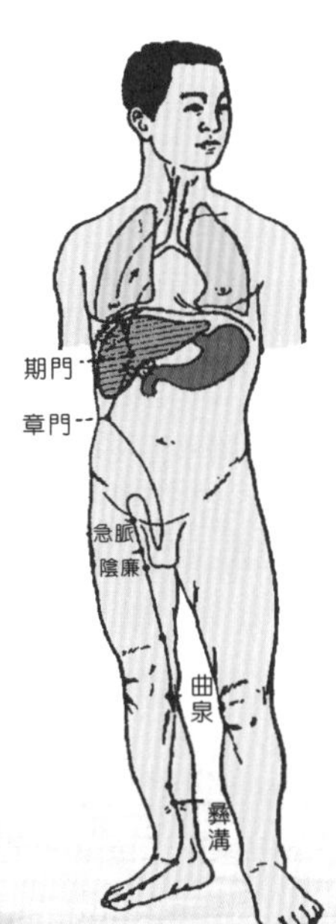
期門
章門
急脈
陰廉
曲泉
蠡溝

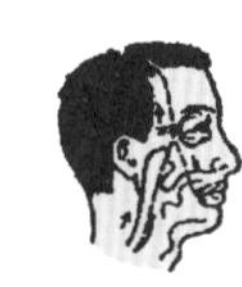

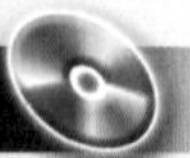

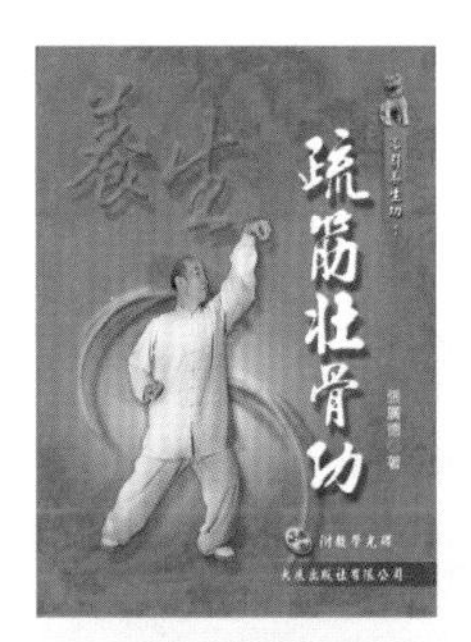


【疏筋壯骨功】是一套預防和治療頸、肩、腰、腿痛、筋力衰弱、不能屈伸、肌肉失養、逐漸消瘦、腰背酸楚、骨弱無力等運動系統疾病的經絡導引動功。其主要特點是：動作舒鬆、幅度宜大、鬆緊結合、緩慢用力、意隨形變、意綿形堅，著重轉體、尤重躬身、強調蹲起，更重膝旋等。經多年的臨床應用和社會實踐，療效顯著，深受中國內外和廣大患者的青睞。

該功法已作為中國《全民健身計劃實施綱要》推廣的功法之一。

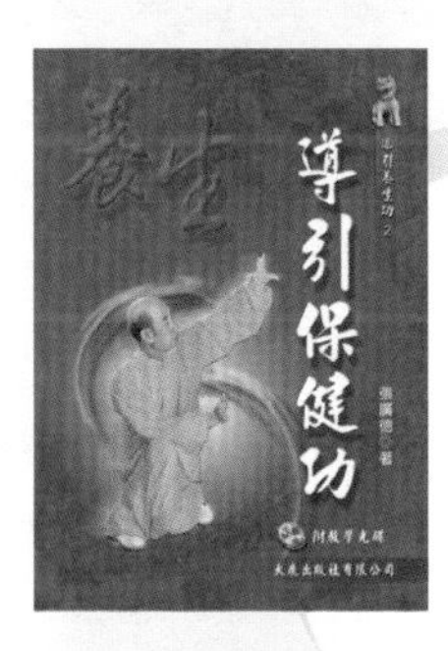


【導引保健功】是一套具有綜合防治意義的經絡導引動功。它是以中醫基礎理論的經絡學說、氣血理論、陰陽五行原理和某些常見病、多發病的病因、病理為依據創編而成的。其主要特點是：意形結合、重點在意、動息結合、著重於息，逢動必旋、逢作必繞，提肛鬆肛、貴與息合，緩慢柔和、圓活連貫等。

該功已推廣、普及到 60 多個國家和地區，強身健體和抵抗衰老的功效顯著，深受廣大群衆和國際友人的歡迎。

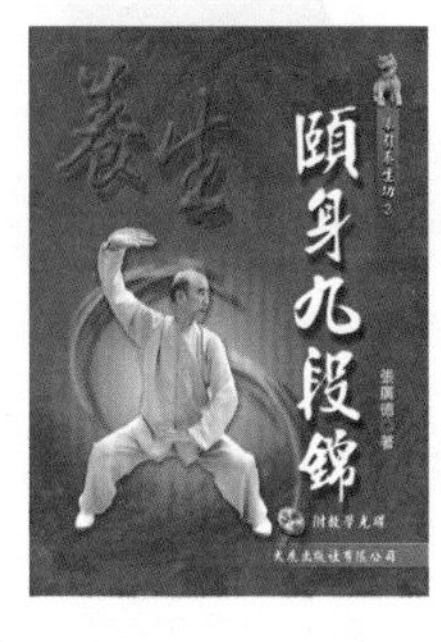


【頤身九段錦】是根據中醫學的經絡學說、氣血理論為指導，創編的養生大法。

其動作簡單扼要、通俗易懂、勢式連貫、協調流暢。在整個練習過程中，要求心息相依、雜念不生、肚腹鼓蕩、鬆實自然、找準穴位、通經活絡。

該「九段錦」既可以坐勢練習，又可取站勢操作。它一方面有助於益氣養肺，在一定程度上防治呼吸系統疾病；另一方面又有助於提高五臟六腑機能，增強機體免疫力、抵抗力。

# 古今養生保健法　强身健體增加身體免疫力

# 養生保健 系列叢書

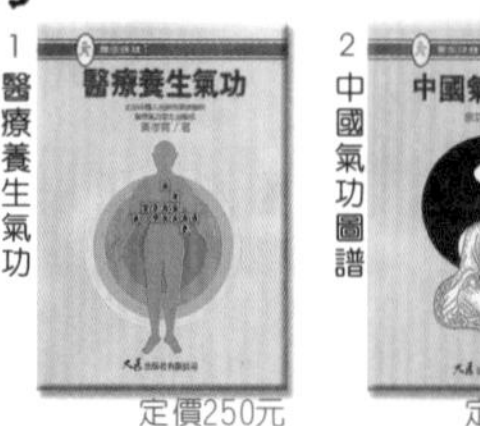
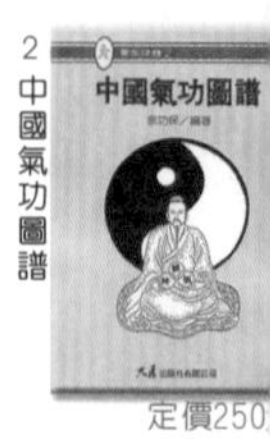
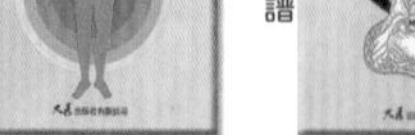

1 醫療養生氣功 定價250元

2 中國氣功圖譜 定價250元

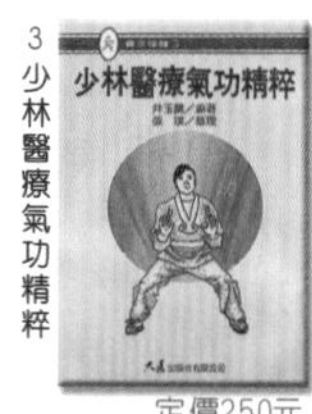
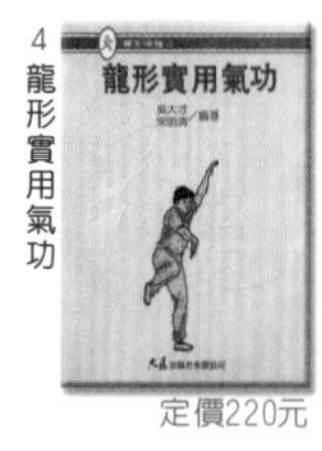
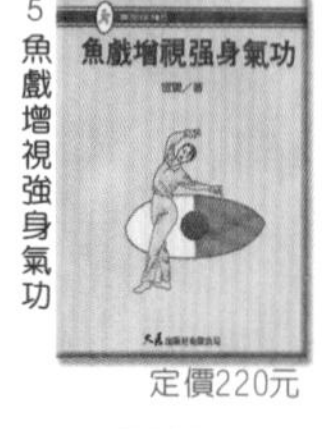
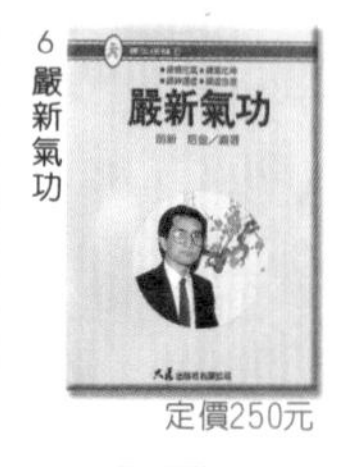
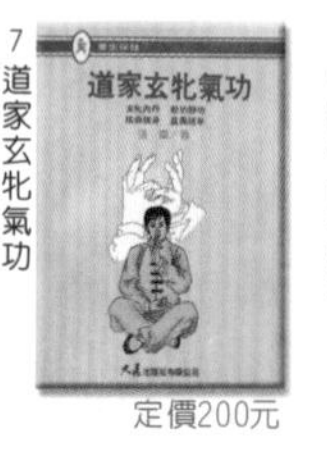
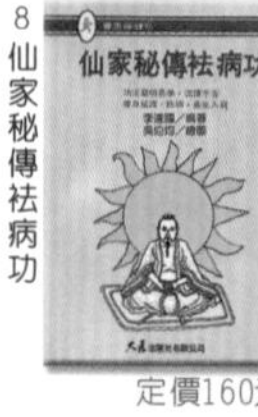
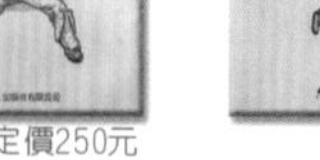

3 少林醫療氣功精粹 定價250元

4 龍形實用氣功 定價220元

5 魚戲增視强身氣功 定價220元

6 嚴新氣功 定價250元

7 道家玄牝氣功 定價200元

8 仙家秘傳袪病功 定價160元

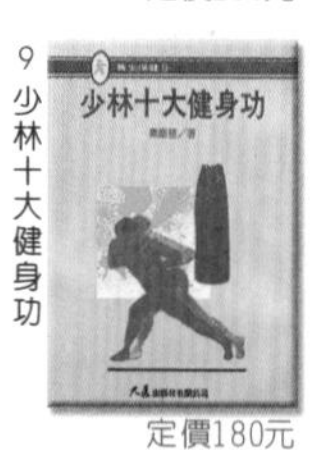
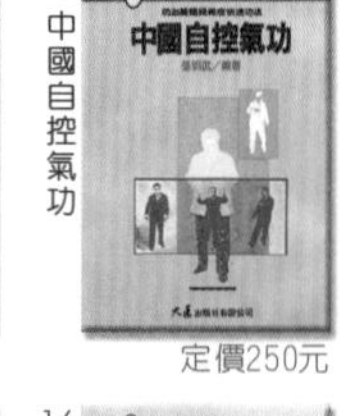
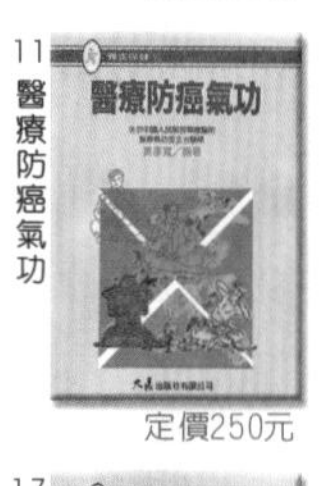
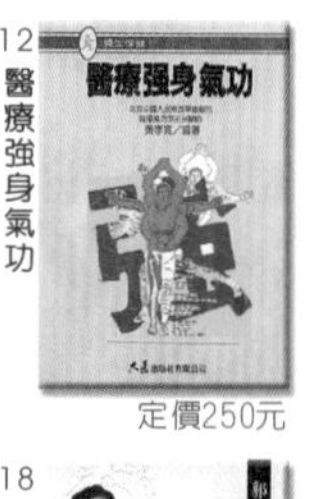
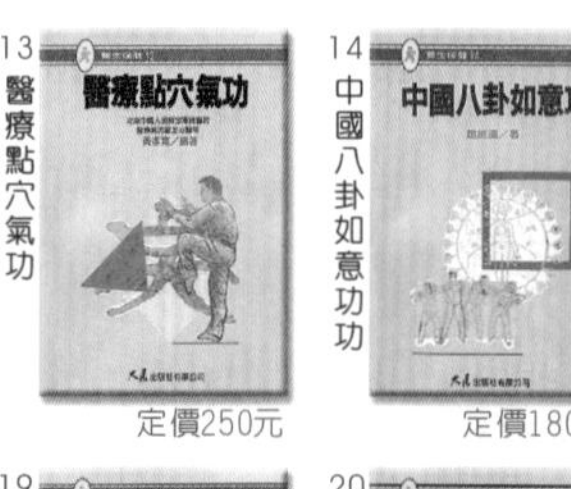

9 少林十大健身功 定價180元

10 中國自控氣功 定價250元

11 醫療防癌氣功 定價250元

12 醫療强身氣功 定價250元

13 醫療點穴氣功 定價250元

14 中國八卦如意功 定價180元

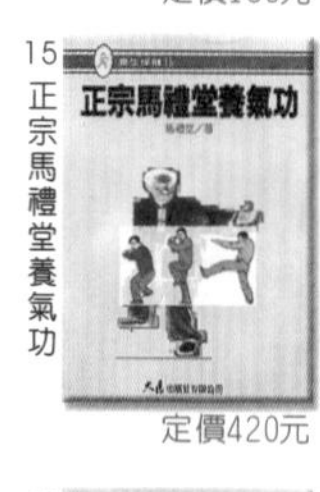
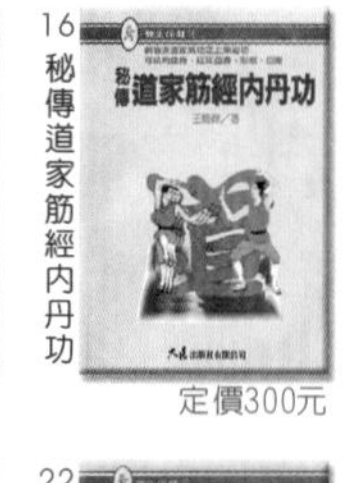
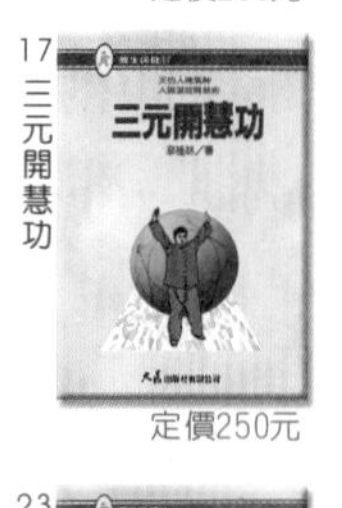
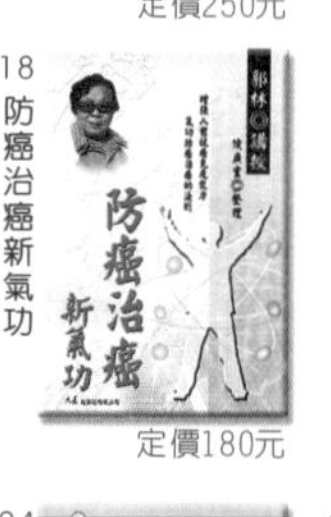
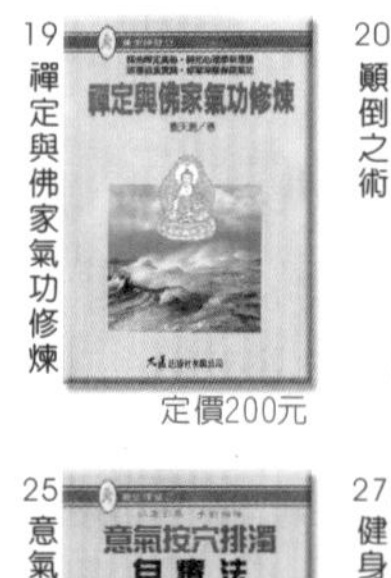
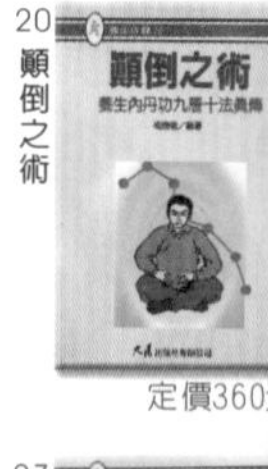

15 正宗馬禮堂養氣功 定價420元

16 秘傳道家筋經內丹功 定價300元

17 三元開慧功 定價250元

18 防癌治癌新氣功 定價180元

19 禪定與佛家氣功修煉 定價200元

20 顛倒之術 定價360元

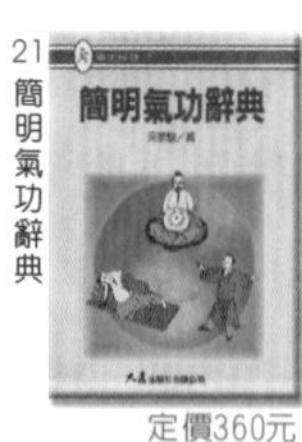
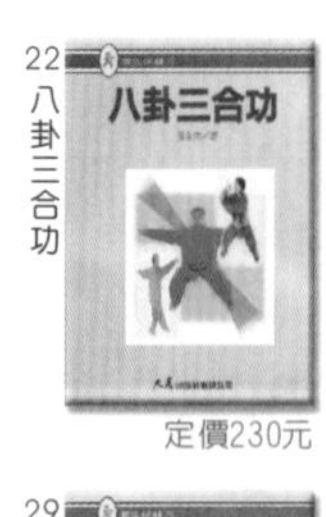
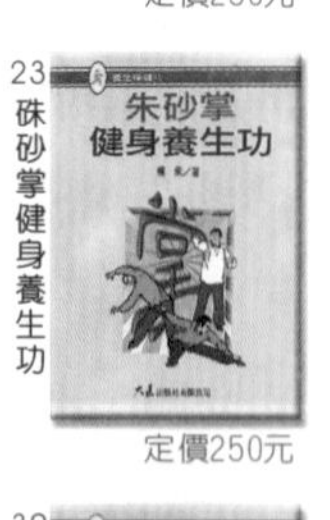
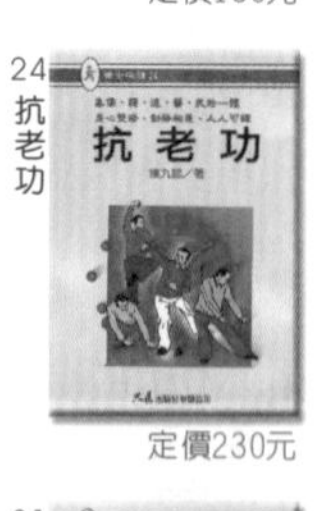
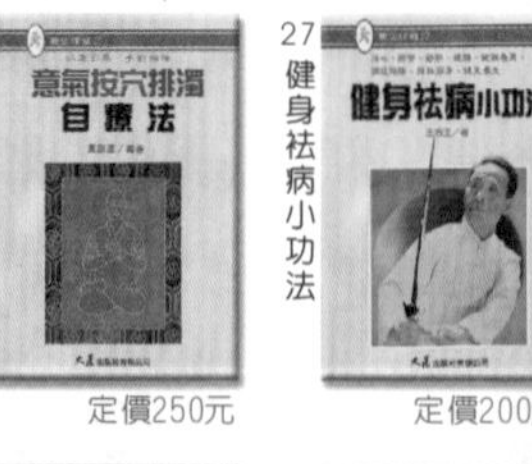

21 簡明氣功辭典 定價360元

22 八卦三合功 定價230元

23 硃砂掌健身養生功 定價250元

24 抗老功 定價230元

25 意氣按穴排濁自療法 定價250元

27 健身祛病小功法 定價200元

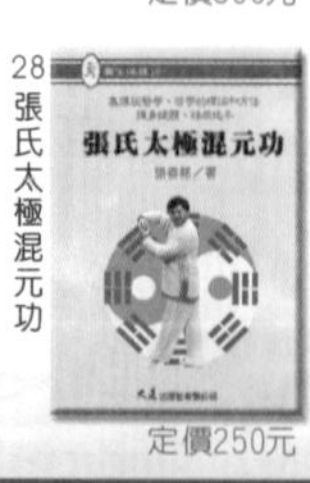
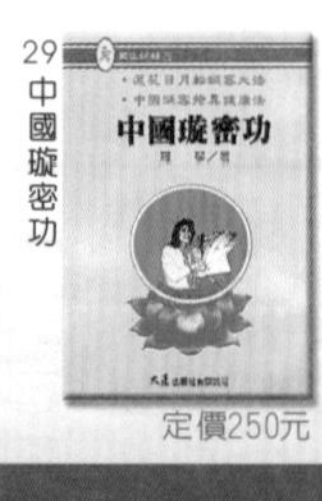
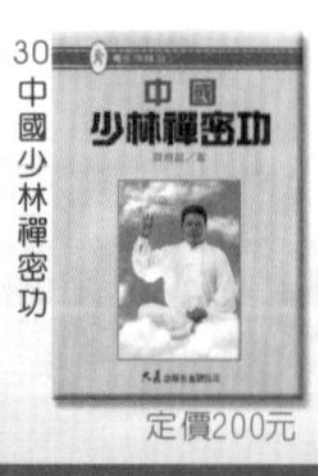
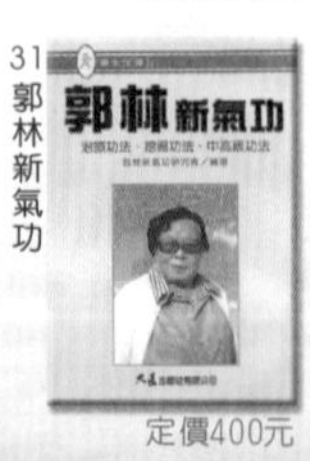
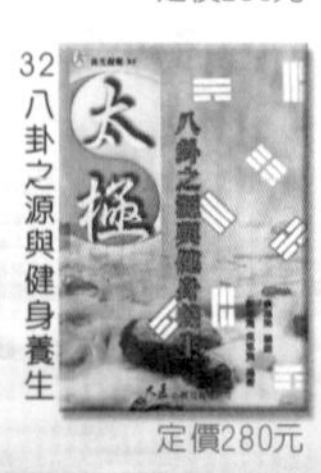
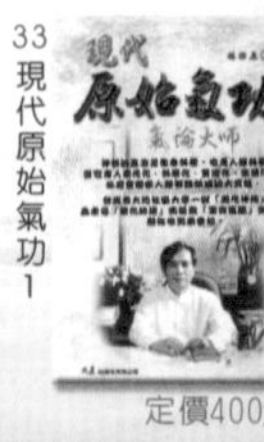

28 張氏太極混元功 定價250元

29 中國旋密功 定價250元

30 中國少林禪密功 定價200元

31 郭林新氣功 定價400元

32 八卦之源與健身養生 定價280元

33 現代原始氣功1 定價400元